本草纲目

[明] 李时珍 著
张凤娇 译

中华国学经典精粹

北京联合出版公司
Beijing United Publishing Co.,Ltd.

图书在版编目（CIP）数据

本草纲目 /（明）李时珍著；张凤娇译 . -- 北京：北京联合出版公司，2015.7（2022.8 重印）

（中华国学经典精粹）

ISBN 978-7-5502-4334-7

Ⅰ . ①本… Ⅱ . ①李… ②张… Ⅲ . ①《本草纲目》—普及读物 Ⅳ . ① R281.3-49

中国版本图书馆 CIP 数据核字（2015）第 000089 号

本草纲目

作　　者：李时珍
责任编辑：王　巍
封面设计：颜　森

北京联合出版公司出版
（北京市西城区德外大街 83 号楼 9 层　100088）
北京华夏墨香文化传媒有限公司发行
三河市东兴印刷有限公司印刷　新华书店经销
字数 130 千字　880 毫米 ×1230 毫米　1/32　5 印张
2019 年 5 月第 3 版　2022 年 8 月第 14 次印刷
ISBN 978-7-5502-4334-7
定价：36.00 元

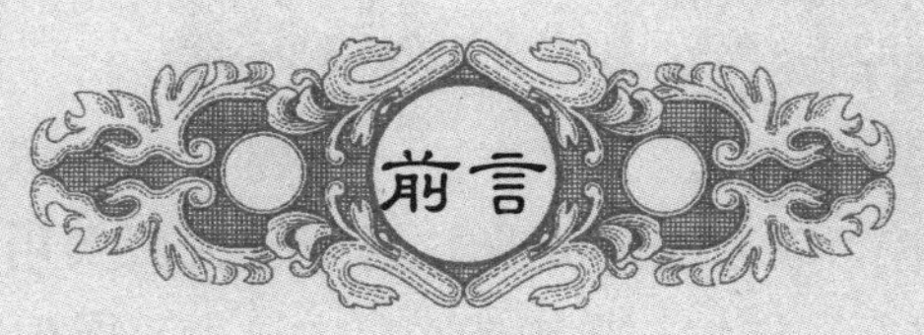

早在两千年前，汉代人就称药物为本草，从此有关药物著作，多以本草命名。本草不仅仅包含植物，它们中有的长在田埂，有的隐身山林，有的畅游水中，有的展翅高空，尽管“出身”各有不同，但都遵循自家天性，保存了各自独特的营养和药用价值，在人们的日常饮食、保健养生、疾病防治等方面都发挥了不错的功效，得到老百姓的认可和赞许。

在诸多知名的本草典籍里，明代医药学家李时珍的《本草纲目》这颗明珠显得尤为璀璨。《本草纲目》是李时珍倾尽毕生精力和智慧，参考近千部医药著作，在对古代本草进行系统整理的基础上完成的，全书共两百多万字，集几千年的食物，药物的种植、收采、调制及医养功效之大成，对后世的食物养疗学、饮食烹饪学、医药学、动物学、种植学等都有深远的影响，被誉为“东方医学巨典”，并于17世纪流传到海外，先后被译成英、法、德、日等多种文字，对中国及世界药学的发展都做出了巨大贡献。

有人说，《本草纲目》是已经过时的医学作品，理由是，其中很多物品药材已经不合时宜或再难找到。事实上，《本草纲目》之所以能流传至今，其可贵之处在于总结了前人所不能概括的诸多中药材常识，对现今中医学的发展有着积极的作用。

在医学越来越发达的今天，古老的中医智慧并未消失，人们对传统中草药依旧充满着热情。随着中医的复兴和人们保健意识的加强，中医药以其独特的疗效和相比西医药剂更小的副作用而越来越多地被现代人所认识和接受。

《本草纲目》卷宗分类丰富，内容广博，给一般读者的学习和使用带来了诸多不便。为解决这一难题，我们怀着弘扬祖国医学的诚心，本着“取古人之要义，为现代人所实用”的原则，对《本草纲目》进行了选编，希望能对广大读者有所裨益。

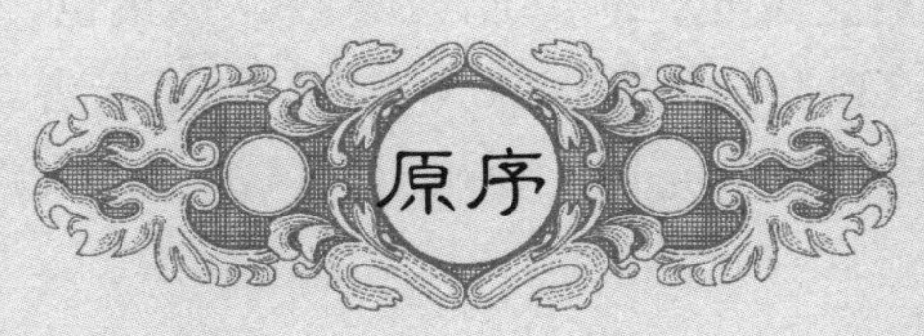

原序

纪称望龙光，知古剑；觇宝气，辨明珠。故萍实商羊，非天明莫洞。厥后博物称华，辨字称康，析宝玉称倚顿，亦仅仅晨星耳。楚蕲阳李君东璧，一日过予弇山园谒予，留饮数日。予窥其人，晬然貌也，癯然身也，津津然谈议也，真北斗以南一人。解其装，无长物，有《本草纲目》数十卷。谓予曰：时珍，荆楚鄙人也。幼多羸疾，质成钝椎；长耽典籍，若啖蔗饴。遂渔猎群书，搜罗百氏。凡子史经传，声韵农圃，医卜星相，乐府诸家，稍有得处，辄著数言。古有《本草》一书，自炎皇及汉、梁、唐、宋，下迨国朝，注解群氏旧矣。第其中舛谬差讹遗漏，不可枚数。乃敢奋编摩之志，僭纂述之权。岁历三十稔，书考八百余家，稿凡三易。复者芟之，阙者缉之，讹者绳之。旧本一千五百一十八种，今增药三百七十四种，分为一十六部，著成五十二卷。虽非集成，亦粗大备，僭名曰《本草纲目》，愿乞一言以托不朽。予开卷细玩，每药标正名为纲，附释名为目，正始也。次以集解、辨疑、正误，详其土产形状也。次以气味、主治、附方，著其体用也。上自坟、典，下及传奇，凡有相关，靡不备采。如入金谷之园，种色夺目；如登龙君之宫，宝藏悉陈；如对冰壶玉鉴，毛发可指数也。博而不繁，详而有要，综核究竟，直窥渊海。兹岂禁以医书觏哉，实性理之精微，格物之《通典》，帝王之秘箓，臣民之重宝也。李君用心加惠何勤哉。噫！碱玉莫剖，朱紫相倾，弊也久矣。故辨专车之骨，必俟鲁儒；博支机之石，必访卖卜。予方著《弇州卮言》，恚博古如

《丹铅卮言》后乏人也，何幸睹兹集哉。兹集也，藏之深山石室无当，盍锲之，以共天下后世味《太玄》如子云者。

时万历岁庚寅春上元日，弇州山人凤洲王世贞拜撰。

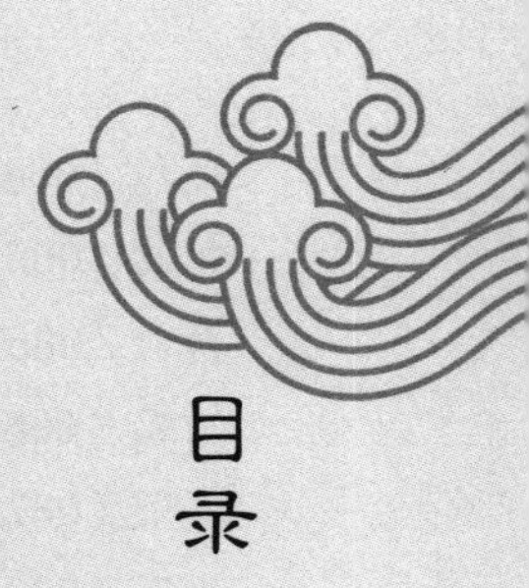

目录

第六卷
果部

第七卷
木部

第八卷
鳞部、介部

第九卷
禽部、兽部

第一卷　序例

七方

［岐伯曰］气有多少，形有盛衰，治有缓急，方有大小。又曰：病有远近，证有中外，治有轻重。近者奇之，远者偶之。汗不以奇，下不以偶。补上治上制以缓，补下治下制以急。近而偶奇，制小其服；远而奇偶，制大其服。大则数少，小则数多。多则九之，少则二之。奇之不去则偶之，偶之不去则反佐以取之，所谓寒热温凉，反从其病也。

［王冰曰］脏位有高下，腑气有远近，病证有表里，药用有轻重。单方为奇，复方为偶。心肺为近，肝肾为远，脾胃居中。肠膻胞胆，亦有远近。识见高远，权以合宜。方奇而分两偶，方偶而分两奇。近而偶制，多数服之；远而奇制，少数服之。则肺服九，心服七，脾服五，肝服三，肾服一，为常制也。方与其重也宁轻，与其毒也宁善，与其大也宁小。是以奇方不去，偶方主之；偶方不去，则反佐以同病之气而取之。夫微小之热，折之以寒；微小之冷，消之以热。甚大寒热，则必能与异气相格。声不同不相应，气不同不相合。是以反其佐以同其气，复令寒热参合，使其始同终异也。

［时珍曰］逆者正治，从者反治。反佐，即从治也。谓热在下而上有寒邪拒格，则寒药中入热药为佐，下膈之后，热气既散，寒性随发也。寒在下而上有浮火拒格，则热药中入寒药为佐，下膈之后，寒气既消，热性随发也。此寒因热用，热因寒用之妙也。温凉仿此。

［完素曰］流变在乎病，主病在乎方，制方在乎人。方有七：大、小、缓、急、奇、偶、复也。制方之体，本于气味，寒、热、温、凉，四气生于天；酸、苦、辛、咸、甘、淡，六味成于地。是以有形为味，无形为气。气为阳，味为阴。辛甘发散为阳，酸苦涌泄为阴；咸味涌泄为阴，淡味渗泄为阳。或收或散，或缓或急，或燥或润，或软或坚，各随脏腑之证，而施药之品味，乃分七方之制也。故奇、偶、复者，三方也。大、小、缓、急者，四制之法也。故曰：治有缓急，方有大小。

大方

［岐伯曰］君一臣二佐九，制之大也。君一臣三佐五，制之中也。君一臣二，制之小也。又曰：远而奇偶，制大其服；近而奇偶，制小其服。大则数

少，小则数多。多则九之，少则二之。

[完素曰]身表为远，里为近。大小者，制奇偶之法也。假如小承气汤、调胃承气汤，奇之小方也；大承气汤、抵当汤，奇之大方也，所谓因其攻里而用之也。桂枝、麻黄，偶之小方也；葛根、青龙，偶之大方也，所谓因其发表而用之也。故曰：汗不以奇，下不以偶。

[张从正曰]大方有二：有君一臣三佐九之大方，病有兼证而邪不一，不可以一二味治者宜之；有分两大而顿服之大方，肝肾及下部之病道远者宜之。王太仆以心肺为近，肾肝为远，脾胃为中。刘河间以身表为远，身里为近。以予观之，身半以上其气三，天之分也；身半以下其气三，地之分也；中脘，人之分也。

小方

[从正曰]小方有二：有君一臣二之小方，病无兼证，邪气专一，可一二味治者宜之；有分两少而频服之小方，心肺及在上之病者宜之，徐徐细呷是也。

[完素曰]肝肾位远，数多则其气缓，不能速达于下；必大剂而数少，取其迅急下走也。心肺位近，数少则其气急下走，不能升发于上；必小剂而数多，取其易散而上行也。王氏所谓肺服九、心服七、脾服五、肝服三、肾服一，乃五脏生成之数也。

缓方

[岐伯曰]补上治上制以缓，补下治下制以急，急则气味厚，缓则气味薄，适其至所。病所远而中道气味之者，食而过之，无越其制度也。

[王冰曰]假如病在肾而心气不足，服药宜急过之，不以气味饲心，肾药凌心，心复益衰矣。余上下远近例同。

[完素曰]圣人治上不犯下，治下不犯上，治中上下俱无犯。故曰：诛伐无过，命曰大惑。

[好古曰]治上必妨下，治表必连里。用黄芩以治肺必妨脾，用苁蓉以治肾必妨心，服干姜以治中必僭上，服附子以补火必涸水。

[从正曰]缓方有五：有甘以缓之之方，甘草、糖、蜜之属是也，病在胸膈，取其留恋也。有丸以缓之之方，比之汤散，其行迟慢也。有品件众多之缓方，药众则递相拘制，不得各骋其性也。有无毒治病之缓方，无毒则性纯功缓也。有气味俱薄之缓方，气味薄则长于补上治上，比至其下，药力已衰矣。

急方

[完素曰]味厚者为阴，味薄者为阴中之阳；故味厚则下泄，味薄则通气。气厚者为阳，气薄为阳中之阴；故气厚则发热，气薄则发汗是也。

[好古曰]治主宜缓，缓则治其本也；治客宜急，急则治其标也。表里汗下，皆有所当缓、所当急。

[从正曰]急方有四：有急病急攻之急方，中风关格之病是也。有汤散荡涤之急方，下咽易散而行速也。有毒药之急方，毒性能上涌下泄以夺病势也。有气味俱厚之急方，气味俱厚，直趋于下而力不衰也。

奇方

[王冰曰]单方也。

[从正曰]奇方有二：有独用一物之奇方，病在上而近者宜之。有药合阳数一、三、五、七、九之奇方，宜下不宜汗。

[完素曰]假如小承气、调胃承气，奇之小方也；大承气、抵当汤，奇之大方也，所谓因其攻下而为之也。桂枝、麻黄，偶之小方也；葛根、青龙，偶之大方也，所谓因其发散而用之也。

偶方

[从正曰]偶方有三：有两味相配之偶方；有古之二方相合之偶方，古谓之复方，皆病在下而远者宜之；有药合阴数二、四、六、八、十之偶方，宜汗不宜下。王太仆言汗药不以偶，则气不足以外发；下药不以奇，则药毒攻而致过。意者下本易行，故单行则力孤而微；汗或难出，故并行则力齐而大乎？而仲景制方，桂枝汗药，反以五味为奇；大承气下药，反以四味为偶，何也？岂临事制宜，复有增损乎？

复方

[岐伯曰]奇之不去则偶之，是谓重方。

[好古曰]奇之不去复以偶，偶之不去复以奇，故曰复。复者，再也，重也。所谓十补一泄，数泄一补也。又伤寒见风脉，伤风得寒脉，为脉证不相应，宜以复方主之。

[从正曰]复方有三：有二方、三方及数方相合之复方，如桂枝二越婢一汤、五积散之属是也。有本方之外别加余药，如调胃承气加连翘、薄荷、黄芩、卮子为凉膈散之属是也。有分两均齐之复方，如胃风汤各等分之属是也。王太仆以偶为复方，今七方有偶又有复，岂非偶乃二方相合、复乃数方相合之谓乎？

十剂

[徐之才曰]药有宣、通、补、泄、轻、重、涩、滑、燥、湿十种，是药之大体，而本经不言，后人未述。凡用药者，审而详之，则靡所遗失矣。

宣剂

[之才曰]宣可去壅，生姜、橘皮之属是也。

[杲曰]外感六淫之邪，欲传入里，三阴实而不受，逆于胸中，天分气分窒塞不通，而或哕或呕，所谓壅也。三阴者，脾也。故必破气药，如姜、橘、藿香、半夏之类，泻其壅塞。

[从正曰]俚人以宣为泻，又以宣为通，不知十剂之中已有泻与通矣。仲景曰：春病在头，大法宜吐，是宣剂即涌剂也。《经》曰：高者因而越之，木郁则达之。宣者升而上也，以君召臣曰宣是矣。凡风痫中风，胸中诸实，痰饮寒结，胸中热郁，上而不下，久则嗽喘满胀，水肿之病生焉，非宣剂莫能愈也。吐中有汗，如引涎追泪嚏鼻，凡上行者，皆吐法也。

[完素曰]郁而不散为壅，必宣以散之，如痞满不通之类是矣。攻其里，则宣者上也，泄者下也。涌剂则瓜蒂、卮子之属是矣。发汗通表亦同。

[好古曰]《经》有五郁：木郁达之，火郁发之，土郁夺之，金郁泄之，水郁折之，皆宣也。

[敩曰]宣，扬制曰宣朗，君召臣曰宣唤，臣奉君命宣布上意，皆宣之意也。

[时珍曰]壅者，塞也；宣者，布也，散也。郁塞之病，不升不降，传化失常，或郁久生病，或病久生郁。必药以宣布敷散之，如承流宣化之意，不独涌越为宣也。是以气郁有余，则香附、抚芎之属以开之，不足则补中益气以运之。火郁微则山卮、青黛以散之，甚则升阳解肌以发之。湿郁微则苍术、白芷之属以燥之，甚则风药以胜之。痰郁微则南星、橘皮之属以化之，甚则瓜蒂、藜芦之属以涌之。血郁微则桃仁、红花以行之，甚则或吐或利以逐之。食郁微则山查、神曲以消之，甚则上涌下利以去之。皆宣剂也。

通剂

[之才曰]通可去滞，通草、防己之属是也。

[完素曰]留而不行，必通以行之，如水病为痰澼之类。以木通、防己之属攻其内，则留者行也。滑石、茯苓、芫花、甘遂、大戟、牵牛之类是也。

[从正曰]通者，流通也。前后不得溲便，宜木通、海金沙、琥珀、大

黄之属通之。痹痛郁滞，经隧不利，亦宜通之。

[时珍曰] 滞，留滞也。湿热之邪留于气分，而为痛痹癃闭者，宜淡味之药上助肺气下降，通其小便，而泄气中之滞，木通、猪苓之类是也。湿热之邪留于血分，而为痹痛肿注、二便不通者，宜苦寒之药下引，通其前后，而泄血中之滞，防己之类是也。《经》曰味薄者通，故淡味之药谓之通剂。

补剂

[之才曰] 补可去弱，人参、羊肉之属是也。

[杲曰] 人参甘温，能补气虚；羊肉甘热，能补血虚。羊肉补形，人参补气。凡气味与二药同者皆是也。

[从正曰] 五脏各有补泻，五味各补其脏，有表虚、里虚，上虚、下虚，阴虚、阳虚，气虚、血虚。《经》曰：精不足者补之以味，形不足者补之以气。五谷、五菜、五果、五肉，皆补养之物也。

[时珍曰]《经》云：不足者补之。又云：虚则补其母。生姜之辛补肝，炒盐之咸补心，甘草之甘补脾，五味子之酸补肺，黄檗之苦补肾。又如茯神之补心气，生地黄之补心血；人参之补脾气，白芍药之补脾血；黄芪之补肺气，阿胶之补肺血；杜仲之补肾气，熟地黄之补肾血；芎䓖之补肝气，当归之补肝血之类，皆补剂。不特人参、羊肉为补也。

泄剂

[之才曰] 泄可去闭，葶苈、大黄之属是也。

[杲曰] 葶苈苦寒，气味俱厚，不减大黄，能泄肺中之闭，又泄大肠。大黄走而不守，能泄血闭肠胃渣秽之物。一泄气闭利小便，一泄血闭利大便。凡与二药同者皆然。

[从正曰] 实则泻之。诸痛为实，痛随利减。芒消、大黄、牵牛、甘遂、巴豆之属，皆泻剂也。其催生下乳，磨积逐水，破经泄气，凡下行者，皆下法也。

[时珍曰] 去闭当作去实。《经》云实者泻之，实则泻其子，是矣。五脏五味皆有泻，不独葶苈、大黄也。肝实泻以芍药之酸，心实泻以甘草之甘，脾实泻以黄连之苦，肺实泻以石膏之辛，肾实泻以泽泻之咸，是矣。

轻剂

[之才曰] 轻可去实，麻黄、葛根之属是也。

[从正曰] 风寒之邪，始客皮肤，头痛身热，宜解其表，《内经》所谓轻而扬之也。痈疮疥痤，俱宜解表，汗以泄之，毒以熏之，皆轻剂也。几熏

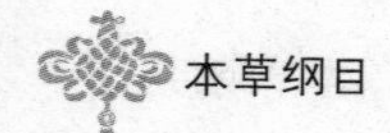

洗蒸炙，熨烙刺砭，导引按摩，皆汗法也。

[时珍曰]当作轻可去闭。有表闭里闭，上闭下闭。表闭者，风寒伤营，腠理闭密，阳气怫郁，不能外出，而为发热、恶寒、头痛、脊强诸病，宜轻扬之剂发其汗，而表自解也。里闭者，火热郁抑，津液不行，皮肤干闭，而为肌热、烦热、头痛、目肿、昏瞀、疮疡诸病，宜轻扬之剂以解其肌，而火自散也。上闭有二：一则外寒内热，上焦气闭，发为咽喉闭痛之证，宜辛凉之剂以扬散之，则闭自开。一则饮食寒冷抑遏阳气在下，发为胸膈痞满闭塞之证，宜扬其清而抑其浊，则痞自泰也。下闭亦有二：有阳气陷下，发为里急后重，数至圊而不行之证，但升其阳而大便自顺，所谓下者举之也。有燥热伤肺，金气膹郁，窍闭于上，而膀胱闭于下，为小便不利之证，以升麻之类探而吐之，上窍通而小便自利矣，所谓病在下取之上也。

重剂

[之才曰]重可去怯，慈石、铁粉之属是也。

[从正曰]重者，镇缒之谓也。怯则气浮，如丧神守，而惊悸气上，朱砂、水银、沉香、黄丹、寒水石之伦，皆体重也。久病咳嗽，涎潮于上，形羸不可攻者，以此缒之。《经》云重者因而减之，贵其渐也。

[时珍曰]重剂凡四：有惊则气乱，而魂气飞扬，如丧神守者；有怒则气逆，而肝火激烈，病狂善怒者，并铁粉、雄黄之类以平其肝。有神不守舍，而多惊健忘，迷惑不宁者，宜朱砂、紫石英之类以镇其心。有恐则气下，精志失守而畏，如人将捕者，宜慈石、沉香之类以安其肾。大抵重剂压浮火而坠痰涎，不独治怯也。故诸风掉眩及惊痫痰喘之病，吐逆不止及反胃之病，皆浮火痰涎为害，俱宜重剂以坠之。

滑剂

[之才曰]滑可去着，冬葵子、榆白皮之属是也。

[完素曰]涩则气着，必滑剂以利之。滑能养窍，故润利也。

[从正曰]大便燥结，宜麻仁、郁李之类；小便淋沥，宜葵子、滑石之类。前后不通，两阴俱闭也，名曰三焦约。约者，束也。宜先以滑剂润养其燥，然后攻之。

[时珍曰]着者，有形之邪，留着于经络脏腑之间也，便尿浊带、痰涎、胞胎、痈肿之类是矣。皆宜滑药以引去其留着之物。此与木通、猪苓通以去滞相类而不同。木通、猪苓，淡泄之物，去湿热无形之邪；葵子、榆皮，甘滑之类，去湿热有形之邪。故彼曰滞，此曰着也。大便涩者，菠薐、牵牛

之属；小便涩者，车前、榆皮之属；精窍涩者，黄檗、葵花之属；胞胎涩者，黄葵子、王不留行之属；引痰涎自小便去者，则半夏、茯苓之属；引疮毒自小便去者，则五叶藤、萱草根之属，皆滑剂也。半夏、南星皆辛而涎滑，能泄湿气、通大便，盖辛能润、能走气、能化液也。或以为燥物，谬矣。湿去则土燥，非二物性燥也。

涩剂

[之才曰]涩可去脱，牡蛎、龙骨之属是也。

[完素曰]滑则气脱，如开肠洞泄、便溺遗失之类，必涩剂以收敛之。

[从正曰]寝汗不禁，涩以麻黄根、防风。滑泄不已，涩以豆蔻、枯矾、木贼、罂粟壳。喘嗽上奔，涩以乌梅、诃子。凡酸味同乎涩者，收敛之义也。然此种皆宜先攻其本，而后收之可也。

[时珍曰]脱者，气脱也，血脱也，精脱也，神脱也。脱则散而不收，故用酸涩温平之药，以敛其耗散。汗出亡阳，精滑不禁，泄痢不止，大便不固，小便自遗，久嗽亡津，皆气脱也。下血不已，崩中暴下，诸大亡血，皆血脱也。牡蛎、龙骨、海螵蛸、五倍子、五味子、乌梅、榴皮、诃黎勒、罂粟壳、莲房、棕灰、赤石脂、麻黄根之类，皆涩药也。气脱兼以气药，血脱兼以血药及兼气药，气者血之帅也。脱阳者见鬼，脱阴者目盲，此神脱也，非涩药所能收也。

燥剂

[之才曰]燥可去湿，桑白皮、赤小豆之属是也。

[完素曰]湿气淫胜，肿满脾湿，必燥剂以除之，桑皮之属。湿胜于上，以苦吐之，以淡渗之是也。

[从正曰]积寒久冷，吐利腥秽，上下所出水液澄彻清冷，此大寒之病，宜姜、附、胡椒辈以燥之。若病湿气，则白术、陈皮、木香、苍术之属除之，亦燥剂也。而黄连、黄檗、卮子、大黄，其味皆苦，苦属火，皆能燥湿，此《内经》之本旨也，岂独姜、附之俦为燥剂乎。

[好古曰]湿有在上、在中、在下、在经、在皮、在里。

[时珍曰]湿有外感，有内伤。外感之湿，雨露岚雾地气水湿，袭于皮肉筋骨经络之间；内伤之湿，生于水饮酒食及脾弱肾强，固不可一例言也。故风药可以胜湿，燥药可以除湿，淡药可以渗湿，泄小便可以引湿，利大便可以逐湿，吐痰涎可以祛湿。湿而有热，苦寒之剂燥之；湿而有寒，辛热之剂燥之；不独桑皮、小豆为燥剂也。湿去则燥，故谓之燥。

湿剂

[之才曰]湿可去枯，白石英、紫石英之属是也。

[从正曰]湿者，润湿也。虽与滑类，少有不同。《经》云辛以润之，辛能走气、能化液故也。盐消味虽咸，属真阴之水，诚濡枯之上药也。人有枯涸皴揭之病，非独金化，盖有火以乘之，故非湿剂不能愈。

[完素曰]津耗为枯。五脏痿弱，荣卫涸流，必湿剂以润之。

[好古曰]有减气而枯，有减血而枯。

[时珍曰]湿剂当作润剂。枯者燥也，阳明燥金之化，秋令也，风热怫甚，则血液枯涸而为燥病。上燥则渴，下燥则结，筋燥则强，皮燥则揭，肉燥则裂，骨燥则枯，肺燥则痿，肾燥则消。凡麻仁、阿胶膏润之属，皆润剂也。养血则当归、地黄之属，生津则麦门冬、栝蒌根之属，益精则苁蓉、枸杞之属。若但以石英为润药则偏矣，古人以服石为滋补故尔。

五味宜忌

[岐伯曰]木生酸，火生苦，土生甘，金生辛，水生咸。辛散，酸收，甘缓，苦坚，咸软。毒药攻邪，五谷为养，五果为助，五畜为益，五菜为充，气味合而服之，以补精益气。此五味各有所利，四时五脏，病随所宜也。又曰：阴之所生，本在五味；阴之五宫，伤在五味。骨正筋柔，气血以流，腠理以密，骨气以精，长有天命。又曰：圣人春夏养阳，秋冬养阴，以从其根，二气常存（春食凉，夏食寒，以养阳；秋食温，冬食热，以养阴）。

五欲

肝欲酸，心欲苦，脾欲甘，肺欲辛，肾欲咸，此五味合五脏之气也。

五宜

青色宜酸，肝病宜食麻、犬、李、韭。赤色宜苦，心病宜食麦、羊、杏、薤。黄色宜甘，脾病宜食粳、牛、枣、葵。白色宜辛，肺病宜食黄黍、鸡、桃、葱。黑色宜咸，肾病宜食大豆黄卷、猪、栗、藿。

五禁

肝病禁辛，宜食甘：粳、牛、枣、葵。心病禁咸，宜食酸：麻、犬、李、韭。脾病禁酸，宜食咸：大豆、豕、栗、藿。肺病禁苦，宜食苦：麦、羊、杏、薤。肾病禁甘，宜食辛：黄黍、鸡、桃、葱。

[思邈曰]春宜省酸增甘以养脾，夏宜省苦增辛以养肺，秋宜省辛增酸以养肝，冬宜省咸增苦以养心，四季宜省甘增咸以养肾。

[时珍曰]五欲者，五味入胃，喜归本脏，有余之病，宜本味通之。五禁者，五脏不足之病，畏其所胜，而宜其所不胜也。

五走

酸走筋，筋病毋多食酸，多食令人癃。酸气涩收，胞得酸而缩卷，故水道不通也。苦走骨，骨病毋多食苦，多食令人变呕。苦入下脘，三焦皆闭，故变呕也。甘走肉，肉病毋多食甘，多食令人悗心。甘气柔润，胃柔则缓，缓则虫动，故悗心也。辛走气，气病毋多食辛，多食令人洞心。辛走上焦，与气俱行，久留心下，故洞心也。咸走血，血病毋多食咸，多食令人渴。血与咸相得则凝，凝则胃汁注之，故咽路焦而舌本干。九针论作咸走骨，骨病毋多食咸。苦走血，血病毋多食苦。

五伤

酸伤筋，辛胜酸。苦伤气，咸胜苦。甘伤肉，酸胜甘。辛伤皮毛，苦胜辛。咸伤血，甘胜咸。

五过

味过于酸，肝气以津，脾气乃绝，肉胝䐢而唇揭。味过于苦，脾气不濡，胃气乃厚，皮槁而毛拔。味过于甘，心气喘满，色黑，肾气不平，骨痛而发落。味过于辛，筋脉沮绝，精神乃失，筋急而爪枯。味过于咸，大骨气劳，短肌，心气抑，脉凝涩而变色。

[时珍曰]五走五伤者，本脏之味自伤也，即阴之五宫伤在五味也。五过者，本脏之味伐其所胜也，即脏气偏胜也。

五味偏胜

[岐伯曰]五味入胃，各归所喜。酸先入肝，苦先入心，甘先入脾，辛先入肺，咸先入肾。久而增气，物化之常；气增而久，夭之由也。

[王冰曰]入肝为温，入心为热，入肺为清，入肾为寒，入脾为至阴而四气兼之，皆为增其味而益其气。故各从本脏之气，久则从化。故久服黄连、苦参反热，从苦化也。余味仿此。气增不已，则脏气偏胜，必有偏绝；脏有偏绝，必有暴夭。是以药不具五味，不备四气，而久服之，虽暂获胜，久必致夭。故绝粒服饵者不暴亡，无五味资助也。

[杲曰]一阴一阳之谓道，偏阴偏阳之谓疾。阳剂刚胜，积若燎原，为消狂痈疽之属，则天癸竭而荣涸。阴剂柔胜，积若凝水，为洞泄寒中之病，

则真火微而卫散。故大寒大热之药，当从权用之，气平而止。有所偏助，令人脏气不平，夭之由也。

标本阴阳

［李杲曰］夫治病者当知标本。以身论之，外为标，内为本；阳为标，阴为本。故六腑属阳为标，五脏属阴为本；脏腑在内为本，十二经络在外为标。而脏腑阴阳气血经络又各有标本焉。以病论之，先受为本，后传为标。故百病必先治其本，后治其标。否则邪气滋甚，其病益蓄。纵先生轻病，后生重病，亦先治其轻，后治其重，则邪气乃伏。有中满及病大小便不利，则无问先后标本，必先治满及大小便，为其急也。故曰缓则治其本，急则治其标。又从前来者为实邪，后来者为虚邪。实则泻其子，虚则补其母。假如肝受心火为前来实邪，当于肝经刺荣穴以泻心火，为先治其本；于心经刺荣穴以泻心火，为后治其标。用药则入肝之药为引，用泻心之药为君。《经》云本而标之，先治其本，后治其标是也。又如肝受肾水为虚邪，当于肾经刺井穴以补肝木，为先治其标；后于肝经刺合穴以泻肾水，为后治其本。用药则入肾之药为引，补肝之药为君。《经》云标而本之，先治其标，后治其本是也。

升降浮沉

［李杲曰］药有升降浮沉化，生长收藏成，以配四时。春升夏浮，秋收冬藏，土居中化。是以味薄者升而生，气薄者降而收，气厚者浮而长，味厚者沉而藏，气味平者化而成。但言补之以辛、甘、温、热及气味之薄者，即助春夏之升浮，便是泻秋冬收藏之药也。在人之身，肝心是矣。但言补之以酸、苦、咸、寒及气味之厚者，即助秋冬之降沉，便是泻春夏生长之药也。在人之身，肺肾是矣。淡味之药，渗即为升，泄即为降，佐使诸药者也。用药者循此则生，逆此则死；纵令不死，亦危困矣。

［王好古曰］升而使之降，须知抑也；沉而使之浮，须知载也。辛散也，而行之也横；甘发也，而行之也上；苦泄也，而行之也下；酸收也，其性缩；咸软也，其性舒，其不同如此。鼓掌成声，沃火成沸，二物相合，象在其间矣。五味相制，四气相和，其变可轻用哉。本草不言淡味、凉气，亦缺文也。

味薄者升：甘平、辛平、辛微温、微苦平之药是也。

气薄者降：甘寒、甘凉、甘淡寒凉、酸温、酸平、咸平之药是也。

气厚者浮：甘热、辛热之药是也。

味厚者沉：苦寒、咸寒之药是也。

气味平者，兼四气四味：甘平、甘温、甘凉、甘辛平、甘微苦平之药是也。

[李时珍曰]酸咸无升，甘辛无降，寒无浮，热无沉，其性然也。而升者引之以咸寒，则沉而直达下焦；沉者引之以酒，则浮而上至颠顶。此非窥天地之奥而达造化之权者，不能至此。一物之中，有根升梢降，生升熟降，是升降在物亦在人也。

服药食忌

[甘草]忌猪肉、菘菜、海菜。

[黄连、胡黄连]忌猪肉、冷水。

[苍耳]忌猪肉、马肉、米泔。

[桔梗、乌梅]忌猪肉。

[仙茅]忌牛肉、牛乳。

[半夏、菖蒲]忌羊肉、羊血、饴糖。

[牛膝]忌牛肉。

[阳起石、云母、钟乳、硇砂、礜石]并忌羊血。

[商陆]忌犬肉。

[丹砂、空青、轻粉]并忌一切血。

[吴茱萸]忌猪心、猪肉。

[地黄、何首乌]忌一切血、葱、蒜、萝卜。

[补骨脂]忌猪血、芸苔。

[细辛、藜芦]忌狸肉、生菜。

[荆芥]忌驴肉。反河豚、一切无鳞鱼、蟹。

[紫苏、天门冬、丹砂、龙骨]忌鲤鱼。

[巴豆]忌野猪肉、菰笋、芦笋、酱、豉、冷水。

[苍术、白术]忌雀肉、青鱼、菘菜、桃、李。

[薄荷]忌鳖肉。

[麦门冬]忌鲫鱼。

[常山]忌生葱、生菜。

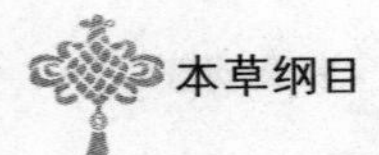

［附子、乌头、天雄］忌豉汁、稷米。

［牡丹］忌蒜、胡荽。

［厚朴、蓖麻］忌炒豆。

［鳖甲］忌苋菜。

［威灵仙、土茯苓］忌面汤、茶。

［当归］忌湿面。

［丹参、茯苓、茯神］忌醋及一切酸。

凡服药，不可杂食肥猪犬肉、油腻羹鲙、腥臊陈臭诸物。

凡服药，不可多食生蒜、胡荽、生葱、诸果、诸滑滞之物。

凡服药，不可见死尸、产妇、淹秽等事。

妊娠禁忌

乌头、附子、天雄、乌喙、侧子、野葛、羊踯躅、桂、南星、半夏、巴豆、大戟、芫花、藜芦、薏苡仁、薇衔、牛膝、皂荚、牵牛、厚朴、槐子、桃仁、牡丹皮、榄根、茜根、茅根、干漆、瞿麦、蔄茹、赤箭、草三棱、鬲草、鬼箭、通草、红花、苏木、麦蘖、葵子、代赭石、常山、水银、锡粉、硇砂、砒石、芒消、硫黄、石蚕、雄黄、水蛭、虻虫、芫青、斑蝥、地胆、蜘蛛、蝼蛄、葛上亭长、蜈蚣、衣鱼、蛇蜕、蜥蜴、飞生、䗪虫、樗鸡、蚱蝉、蛴螬、猬皮、牛黄、麝香、雌黄、兔肉、蟹爪甲、犬肉、马肉、驴肉、羊肝、鲤鱼、蛤蟆、鳅鳝、龟鳖、蟹、生姜、小蒜、雀肉、马刀。

饮食禁忌

［猪肉］忌生姜、荞麦、葵菜、胡荽、梅子、炒豆、牛肉、马肉、羊肝、麋鹿、龟鳖、鹌鹑、驴肉。

［猪肝］忌鱼鲙、鹌鹑、鲤鱼肠子。

［猪心肺］忌饴、白花菜、吴茱萸。

［羊肉］忌梅子、小豆、豆酱、荞麦、鱼鲙、猪肉、醋、酪、鲊。

［羊心肝］忌梅、小豆、生椒、苦笋。

［白狗血］忌羊、鸡。

［犬肉］忌菱角、蒜、牛肠、鲤鱼、鳝鱼。

［驴肉］忌凫茈、荆芥茶、猪肉。

［牛肉］忌黍米、韭薤、生姜、猪肉、犬肉、栗子。

［牛肝］忌鲇鱼。

［牛乳］忌生鱼、酸物。

［马肉］忌仓米、生姜、苍耳、粳米、猪肉、鹿肉。

［兔肉］忌生姜、橘皮、芥末、鸡肉、鹿肉、獭肉。

［獐肉］忌梅、李、生菜、鹄、虾。

［麋鹿］忌生菜、菰蒲、鸡、鮠鱼、雉、虾。

［鸡肉］忌胡蒜、芥末、生葱、糯米、李子、鱼汁、犬肉、鲤鱼、兔肉、獭肉、鳖肉、野鸡。

［鸡子］忌同鸡。

［雉肉］忌荞麦、木耳、蘑菇、胡桃、鲫鱼、猪肝、鲇鱼、鹿肉。

［野鸭］忌胡桃、木耳。

［鸭子］忌李子、鳖肉。

［鹌鹑］忌菌子、木耳。

［雀肉］忌李子、酱、诸肝。

［鲤鱼］忌猪肝、葵菜、犬肉、鸡肉。

［鲫鱼］忌芥菜、蒜、糖、猪肝、鸡雉、鹿肉、猴肉。

［青鱼］忌豆藿。

［鱼鲊］忌豆藿、麦酱、蒜、葵、绿豆。

［黄鱼］忌荞麦。

［鲈鱼］忌乳酪。

［鲟鱼］忌干笋。

［鮰鱼］忌野猪、野鸡。

［鲐鱼］忌牛肝、鹿肉、野猪。

［鳅鳝］忌犬肉、桑柴煮。

［鳖肉］忌苋菜、薄荷、芥菜、桃子、鸡子、鸭肉、猪肉、兔肉。

［螃蟹］忌荆芥、柿子、橘子、软枣。

［虾子］忌猪肉、鸡肉。

［李子］忌蜜、浆水、鸭、雀肉、鸡、獐。

［橙橘］忌槟榔、獭肉。

［桃子］忌鳖肉。

［枣子］忌葱、鱼。

［枇杷］忌热面。

[杨梅]忌生葱。

[银杏]忌鳗鲡。

[慈姑]忌茱萸。

[诸瓜]忌油饼。

[沙糖]忌鲫鱼、笋、葵菜。

[荞麦]忌猪肉、羊肉、雉肉、黄鱼。

[黍米]忌葵菜、蜜、牛肉。

[绿豆]忌榧子，杀人。鲤鱼鲊。

[炒豆]忌猪肉。

[生葱]忌蜜、鸡、枣、犬肉、杨梅。

[韭薤]忌蜜、牛肉。

[胡荽]忌猪肉。

[胡蒜]忌鱼鲙、鱼鲊、鲫鱼、犬肉、鸡。

[苋菜]忌蕨、鳖。

[白花菜]忌猪心肺。

[梅子]忌猪肉、羊肉、獐肉。

[凫茈]忌驴肉。

[生姜]忌猪肉、牛肉、马肉、兔肉。

[芥末]忌鲫鱼、兔肉、鸡肉、鳖。

[干笋]忌沙糖、鲟鱼、羊心肝。

[木耳]忌雉肉、野鸭、鹌鹑。

[胡桃]忌野鸭、酒、雉。

[栗子]忌牛肉。

第二卷　百病主治

项强

【风湿】

防风：凡腰痛项强，不可回头，乃手足太阳症，必须用此。

荆芥：秋后作枕及铺床下，立春去之。

羌活、白芷、藁本、薄荷、菊花、贝母。

脚气

【风寒湿气】

〔草部〕

牛蒡：脚气风毒，浸酒饮。

忍冬：脚气筋骨引痛，热酒服末。

木鳖子：麸炒去油，同桂末，热酒服，取汗。

高良姜：脚气人晚食不消，欲作吐者，煎服即消。

丹参：风痹足软，渍酒饮。

〔谷菜〕

豉：患脚人常渍酒饮，以滓傅之。

薏苡仁：干湿脚气，煮粥食，大验。

莳香：干湿脚气，为末酒服。

〔果木〕

杏仁、秦椒、蜀椒、蔓椒、大腹皮：并主风寒湿脚气。

槟榔：风湿脚气冲心，不识人，为末，童尿服。沙牛尿亦可。老人弱人脚气胀满，以豉汁服。

吴茱萸：寒湿脚气，利大肠壅气。冲心，同生姜擂汁服。

乌药：脚气掣痛，浸酒服。

松节：风虚脚痹痛，酿酒饮。

【湿热流注】

〔草部〕

甘遂：泻肾脏风湿下注，脚气肿痛生疮，同木鳖子入猪肾煨食，取利。

威灵仙：脚气入腹，胀闷喘急，为末，酒服二钱，或为丸服，痛减药亦减。

莸草：湿痹脚气尿少，同小豆煮食。

三白草：脚气风毒，擂酒服。

〔谷菜〕

胡麻：腰脚痛痹，炒末，日服至一年，永瘥。

大麻仁：脚气腹痹，浸酒服。肿渴，研汁煮小豆食。

赤小豆：同鲤鱼煮食，除湿热脚气。

黑大豆：煮汁饮，主风毒脚气冲心，烦闷不识人。

马齿苋：脚气浮肿尿涩，煮食。

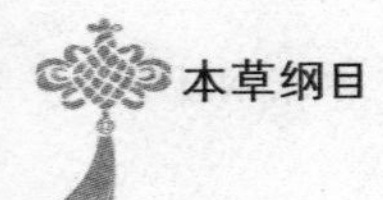

〔果木〕

木瓜：湿痹脚气冲心，煎服。枝、叶皆良。

桃仁：脚气腰痛，为末酒服，一夜即消。

桑叶及枝：脚气水气，浓煎汁服，利大小肠。

郁李仁：脚气肿喘，大小便不利，同薏苡煮粥食。

茯神木：脚气痹痛，为末酒服。

〔兽部〕

猪肝、肾、肚：作生食，治老人脚气。

【洗渫】

杉材、楠材、樟材、钓樟、枎移：并煎水熏洗。

白矾汤、鳖肉：同苍术、苍耳、寻风藤煮汁洗。

【敷贴】

蓖麻仁：同苏合香丸贴足心，痛即止。

乌桕皮：脚气生疮有虫，末傅追涎。

羊角：烧研酒调傅之，取汗，永不发。

木瓜：袋盛踏之。

蜀椒：袋盛踏之。

【熨熏】

麦麸：醋蒸热熨。

蚕沙：蒸热熨。

蒴藋根：酒、醋蒸热熨。

健忘

【补虚】

〔草木〕

人参：开心益智，令人不忘，同猪肪炼过，酒服。

远志：定心肾气，益智慧不忘，为末，酒服。

仙茅：久服通神，强记聪明。

淫羊藿：益气强志，老人昏耄，中年健忘。

〔谷菜果木〕

麻勃：主健忘。七夕日收一升，同人参二两为末，蒸熟，每卧服一刀圭，能尽知四方事。

山药：镇心神，安魂魄，主健忘，开达心孔，多记事。

莲实：清心宁神，末服。

【痰热】

〔草果〕

黄连：降心火，令人不忘。

玄参：补肾止忘。

商陆花：人心昏塞，多忘喜误，为末，夜服，梦中亦醒悟也。

桃枝：作枕及刻人佩之，主健忘。

〔金石兽〕

旧铁铧：心虚恍惚健忘，火烧淬酒浸水，日服。

铁华粉、金薄、银薄、银膏、朱砂、空青、白石英：心脏风热，惊悸善忘，化痰安神，同朱砂为末服。

牛黄：除痰热健忘。

消渴

【生津润燥】

〔草部〕

栝楼根：为消渴要药，煎汤、作粉、熬膏皆良。

白芍药：同甘草煎服，日三，渴十年者亦愈。

兰叶：生津止渴，除陈气。

芭蕉根汁：日饮。

牛蒡子、葵根：消渴，小便不利，煎服；消中尿多，亦煎服。

〔谷菜〕

青粱米、粟米、麻子仁：煮汁。

蔓菁根、竹笋、生姜：鲫鱼胆和丸服。

〔果木〕

乌梅：止渴生津，微研水煎，入豉再煎服。

椑柿：止烦渴。

【降火清金】

〔草部〕

天门冬、黄连：三消，或酒煮，或猪肚蒸，或冬瓜汁浸，为丸服。小便如油者，同栝楼根丸服。

紫葛：产后烦渴，煎水服。

燕蓐草：烧灰，同牡蛎、羊肺为末服。

〔谷菜〕

小麦：作粥饭食。

薏苡仁：煮汁。

乌豆：置牛胆百日，吞之。

大豆苗：酥炙末服。

赤小豆：煮汁。

冬瓜：利小便，止消渴，杵汁饮。干瓤煎汁。苗、叶、子俱良。

〔果木〕

梨汁、庵罗果：煎饮。

林檎、芰实、西瓜、甘蔗、乌芋、黄檗：止消渴，尿多能食，煮汁服。

桑白皮：煮汁。

【补虚滋阴】

〔草部〕

地黄、知母、葳蕤：止烦渴，煎汁饮。

人参：生津液，止消渴，为末，鸡子清调服。同栝楼根，丸服。同粉草、猪胆汁，丸服。同葛粉、蜜，熬膏服。

菟丝子：煎饮。

〔谷菜果木〕

糯米粉：作糜一斗食，或绞汁和蜜服。

糯谷：炒取花，同桑白皮煎饮，治三消。

稻穰心灰：浸汁服。

藕汁、椰子浆、栗壳：煮汁服。

〔石鳞禽兽〕

礜石、石钟乳、蛤蚧、鲤鱼、嘉鱼、鲫鱼：酿茶煨食，不过数枚。

鹅：煮汁。

白鸽：切片，同土苏煎汁，咽之。

【杀虫】

〔木石〕

苦楝根皮：消渴有虫，煎水入麝香服，人所不知。研末，同茴香末服。

烟胶：同生姜浸水，日饮。

雌黄：肾消尿数，同盐炒干姜，丸服。

〔鳞禽〕

鳝头、鳅鱼：烧研，同薄荷叶，新水服二钱。

五灵脂：同黑豆末，每服三钱，冬瓜皮汤下。

遗精梦泄

【心虚】

〔草木果石〕

石莲肉：同龙骨、益智等分末服。酒浸，猪肚丸，名水芝丹。

朱砂：心虚遗精，入猪心煮食。

【肾虚】

〔草菜〕

山药：益肾气，止泄精，为末酒服。

补骨脂：主骨髓伤败，肾冷精流，同青盐末服。

石龙芮：补阴气不足，失精茎冷。

〔果木〕

胡桃：房劳伤肾，口渴精溢自出，大便燥，小便或赤或利，同附子、茯苓丸服。

柘白皮：劳损梦交泄精，同桑白皮煮酒服。

乳香：卧时含枣许嚼咽，止梦遗。

沉香：男子精冷遗失，补命门。

〔虫鳞〕

桑螵蛸：男子虚损，昼寐泄精，同龙骨末服。

鹿茸：男子腰肾虚冷，夜梦鬼交，精溢自出，空心酒服方寸匕，亦煮酒饮。

鹿角：水磨服，止脱精梦遗。酒服，主妇人梦与鬼交，鬼精自出。

白胶：虚遗，酒服。

阿胶：肾虚失精，酒服。

【湿热】

〔草木〕

薰草：梦遗，同参、术等药煮服。

车前草：服汁。

续断、漏卢、泽泻、苏子：梦中失精，炒研服。

痛风

【风寒风湿】

〔草木〕

羌活：风湿相搏，一身尽痛，非此不除。同松节，煮酒，日饮。

防风：主周身骨节尽痛，乃治风去湿仙药。

苍耳子：风湿周痹，四肢拘痛，为末煎服。

羊踯躅：风湿痹痛走注，同糯米、黑豆，酒、水煎服，取吐利。风痰注痛，同生南星捣饼，蒸四五次收之，临时焙丸，温酒下三丸，静卧避风。

薏苡仁：久风湿痹，筋急不可屈伸。风湿身痛，日晡甚者，同麻黄、杏仁、甘草煎服。

五加皮：风湿骨节挛痛，浸酒服。

枸杞根及苗：去皮肤骨节间风。子，补肾。

〔虫兽〕

蚕沙：浸酒。

五灵脂：散血活血，止诸痛，引经有效。

【风痰湿热】

〔草部〕

半夏、天南星：并治风痰、湿痰、热痰凝滞，历节走注。右臂湿痰作痛，南星、苍术煎服。

大黄：泄脾胃血分之湿热。酥炒煎服，治腰脚风痛，取下冷脓恶物即止。

〔菜果〕

白芥子：暴风毒肿，痰饮流入四肢经络作痛。

桃仁：血滞风痹挛痛。

槟榔：一切风气，能下行。

〔木石〕

枳壳：风痒麻痹，散痰疏滞。

黄檗：除下焦湿热痛肿，下身甚者加之。

〔禽兽〕

羚羊角：入肝平风，舒筋，止热毒风历节掣痛效。

羊胫骨：除湿热，止腰脚筋骨痛，浸酒服。

【补虚】

〔草部〕

石斛：脚膝冷痛痹弱，酒浸酥蒸，服满一镒，永不骨痛。

天麻：诸风湿痹不仁，补肝虚，利腰膝。腰脚痛，同半夏、细辛袋盛，蒸热互熨，汗出则愈。

锁阳：润燥养筋。

〔谷木〕

松脂：历节风酸痛，炼净，和酥煎服。

没药：逐经络滞血，定痛。历节诸风痛不止，同虎胫骨末，酒服。

【外治】

白花菜：傅风湿痛。

芥子：走注风毒痛，同醋涂。

牛皮胶：同姜汁化，贴骨节痛。

头痛

【湿热痰湿】

〔草部〕

黄芩：一味酒浸晒研，茶服，治风湿、湿热、相火、偏、正诸般头痛。

荆芥：散风热，清头目。作枕，去头项风。同石膏末服，去风热头痛。

蔓荆实：头痛，脑鸣，目泪。太阳头痛，为末浸酒服。

栝楼：热病头痛，洗瓤温服。

大黄：热厥头痛，酒炒三次，为末，茶服。

〔菜果〕

东风菜、鹿藿、苦茗：并治风热头痛。清上止痛，同葱白煎服。用巴豆烟熏过服，止气虚头痛。

杨梅：头痛，为末茶服。

〔木石〕

竹茹：饮酒人头痛，煎服。

黄檗、栀子、茯苓、白垩土：并湿热头痛。合王瓜为末服，止疼。

铁粉：头痛鼻塞，同龙脑，水服。

【风寒湿厥】

〔草谷菜果〕

天南星：风痰头痛，同荆芥丸服。痰气，同茴香丸服。妇人头风，为末酒服。

地肤子：雷头风肿，同生姜擂酒服，取汗。

杜衡：风寒头痛初起，末服，发汗。

胡卢巴：气攻痛，同三棱、干姜末，酒服。

杏仁：时行头痛，解肌。风虚痛欲破，研汁入粥食，得大汗即解。

茱萸：厥阴头痛呕涎，同姜、枣、人参煎服。

〔木石虫兽〕

乌药：气厥头痛，及产后头痛，同川芎末，茶服。

蜂子、全蝎、白僵蚕：葱汤服，或入高良姜，或以蒜制为末服，治痰厥、肾厥痛。

【外治】

谷精草：为末嗃鼻，调糊贴脑，烧烟熏鼻。

旱莲汁、萝卜汁、大蒜汁、苦瓠汁：并嗃鼻。

艾叶：揉丸嗅之，取出黄水。

蓖麻仁：同枣肉纸卷，插入鼻内。

荞麦面：作大饼，更互合头，出汗。或作小饼，贴四眼角，灸之。

黄蜡：和盐作兜鍪，合之即止。

麦面：头皮虚肿，薄如裹水，口嚼傅之良。

卮子：蜜和傅舌上，追涎去风甚妙。

眩运

【风虚】

〔草菜〕

荆芥：头旋目眩。产后血运欲死，童尿调服。

苍耳子：诸风头运，蜜丸服。女人血风头旋，闷绝不省，为末酒服，能通顶门。

菊苗：男女头风眩运，发落有痰，发则昏倒，四月收，阴干为末，每酒服二钱。秋月收花浸酒，或酿酒服。

排风子：目赤头旋，同甘草、菊花末。

〔木虫鳞兽〕

松花：头旋脑肿，浸酒饮。

鹿茸：眩运，或见一为二。半两煎酒，入麝服。

驴头：中风头眩，身颤，心肺浮热，同豉煮食。

【痰热】

〔草菜〕

天南星：风痰眩运吐逆，同半夏、天麻、白面煮丸。

白附子：风痰，同石膏、朱砂、龙脑丸服。

大黄：湿热眩运，炒末茶服。

〔金石〕

石胆：女人头运，天地转动，名曰心眩，非血风也。以胡饼剂和，切小块焙干，每服一块，竹茹汤下。

云母：中风寒热，如在舟船上。同恒山服，吐痰饮。

〔虫禽〕

鹘嘲：头风目眩，炙食一枚。

鹰头：头目虚运，同川芎末服。

须发

【内服】

〔草部〕

菊花：和巨胜、茯苓，蜜丸服，去风眩，变白不老。

旱莲：内煎膏服，外烧揩牙，乌髭发，益肾阴。汁涂，眉发生速。作膏点鼻中，添脑。

〔谷菜〕

青精饭、黑大豆、白扁豆、大麦、胡麻：九蒸九晒。

〔果木〕

胡桃、蜀椒：并久服，变白生毛发。

干柿：同枸杞子丸服，治女人蒜发。

〔介石〕

鳖肉：长须发。

自己发灰：同椒煅酒服，发不白，名还精丹。

石灰：发落不止，炒赤浸酒服。

【发落】

〔草部〕

半夏：眉发堕落，涂之即生。

骨碎补：病后发落，同野蔷薇枝煎刷。

香薷：小儿发迟，同猪脂涂。

〔谷菜〕

胡麻油及叶、大麻子及叶：并沐日梳，长发。

蒲公英、旱莲：并揩牙乌须。

生姜：擦。

〔果木〕

甜瓜叶汁：并涂发，令长黑。

榧子：同胡桃、侧柏叶浸水，梳发不落。

柏子油、辛夷、松叶：并浸油、水涂头，生毛发。

侧柏叶：浸油，生发。烧汁，黑发。和猪脂，沐发长黑。根皮，生发。

桑椹：浸水。并涂头，生毛发。

桐叶：同麻子煮米泔，沐发则长。连子蒸取汁，沐发则黑。

〔禽兽〕

雁骨灰：并沐头长发。

犬乳：涂赤发。

羖羊角：灰，同牛角灰、猪脂，涂秃发。

羊屎灰：淋汁沐头，生发。和猪脂，变发黄赤。

【发白】

〔草菜谷部〕

栝楼：同青盐、杏仁煅末，拔白易黑，亦揩牙。

〔果木〕

酸石榴：并染须发。

胡桃：和胡粉，拔白生黑。烧，同贝母，揩牙乌须。青皮皮肉及树皮根，皆染须发。

余甘子：合铁粉，涂头生须发。

鸡舌香：同姜汁，拔白生黑。

詹糖香：同胡桃皮涂，发黑如漆。

梧桐子汁：点孔生黑。木皮，和乳汁涂须。

〔金石〕

黑铅：梳白发。烧灰染发。

胡粉：同石灰染须。

绿矾：同薄荷、乌头、铁浆水染。

〔虫兽〕

五倍子：炒，同赤铜屑诸药，为染须神方。

蜗牛：同京墨埋马屎中，化水染须妙。

【生眉】

〔草谷〕

半夏：眉发堕落，涂之即生。茎涎同。

鳢肠汁：涂眉发，生速。

蔓菁子：醋和。并涂。

生姜：擦。

柳叶：同姜汁，擦眉落。

雄黄：和醋涂。

胡臭

【内治】

花蜘蛛：二枚，捣烂酒服，治胡臭。

鳝鱼：作臛，空肠饱食，覆取汗，汗出如白胶，从腰脚中出，后以五木汤浴之，慎风一日，每五日一作。

【外治】

〔草谷〕

苏子：捣涂。

青木香：切片，醋浸一宿夹之，数次愈。

郁金：鸦、鹘等一切臭。

木馒头：煎洗后，以炉底末傅。

甘遂：二两为末，掺新杀牙猪肉上，乘热夹之，内服热甘草汤，必大泄，气不可近。

百草灰：水和熏洗，酥和饼夹之，干即易，疮出愈。

三年醋：和石灰，傅腋下。

〔果木〕

小龙眼核：六个，胡椒十四粒，研，遇汗出擦之，三次愈。

辛夷：同木香、细辛、芎䓖粉涂之。

槲若：洗后，苦瓠烟熏之。

〔金石〕

伏龙肝：掺。

铜屑：热醋和掺。或炒热，袋盛熨之。

镜锈：同密陀僧，醋调掺。

古文钱：烧赤，淬醋研，入麝，水调涂。

胆矾：入少轻粉，姜汁调搽，热痛乃止。

〔虫介〕

田螺：入巴豆一粒在内，待化水，擦腋下，绝根。入麝香，埋露地七七

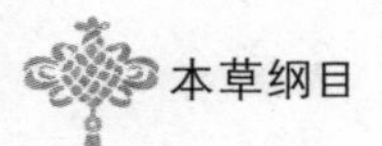

日，点患孔，神妙。入巴豆、麝香、胆矾，待成水，五更不住自擦腋下，待大便行，是其证，不尽再作，后以枯矾、蛤粉、樟脑粉之，断根。

蜘蛛：一个，黄泥入赤石脂包，煅研，入轻粉少许，卧时醋调一字傅腋下，次日泻下黑汁，埋之。

蝙蝠：煅研，田螺水调涂腋下，随服下药。

〔禽人〕

鸡子：煮熟去壳，热夹之，弃路口勿顾。

夜明砂：豉汁和涂。

第三卷　草部

人参

【释名】人葠、黄参、血参、人衔、鬼盖、神草、土精、地精、海腴、皱面还丹。

【集解】[时珍曰] 上党，今潞州也。民以人参为地方害，不复采取。今所用者皆是辽参。其高丽、百济、新罗三国，今皆属于朝鲜矣。其参犹来中国互市。亦可收子，于十月下种，如种菜法。秋冬采者坚实，春夏采者虚软，非地产有虚实也。辽参连皮者，黄润色如防风，去皮者坚白如粉，伪者皆以沙参、荠苨、桔梗采根造作乱之。沙参体虚无心而味淡，荠苨体虚无心，桔梗体坚有心而味苦。人参体实有心而味甘，微带苦，自有余味，俗名金井玉阑也。其似人形者，谓之孩儿参，尤多赝伪。

根

【气味】甘，微寒，无毒。

【主治】补五脏，安精神，定魂魄，止惊悸，除邪气，明目开心益智。久服轻身延年。（《本经》）疗肠胃中冷，心腹鼓痛，胸胁逆满，霍乱吐逆，调中，止消渴，通血脉，破坚积，令人不忘。（《别录》）主五劳七伤，虚损痰弱，止呕哕，补五脏六腑，保中守神。消胸中痰，治肺痿及痫疾，冷气逆上，伤寒不下食，凡虚而多梦纷纭者加之。（甄权）止烦躁，变酸水。（李珣）消食开胃，调中治气，杀金石药毒。（大明）治肺胃阳气不足，肺气虚促，短气少气，补中缓中，泻心肺脾胃中火邪，止渴生津液。（元素）治男妇一切虚证，发热自汗，眩运头痛，反胃吐食，痎疟，滑泻久痢，小便频数淋沥，劳倦内伤，中风中暑，痿痹，吐血嗽血下血，血淋血崩，胎前产后诸病。（时珍）

【附方】

四君子汤：治脾胃气虚，不思饮食，诸病气虚者，以此为主。人参一钱，白术二钱，白茯苓一钱，炙甘草五分，姜三片，枣一枚，水二钟，煎一钟，食前温服，随证加减。（《和济局方》）

开胃化痰：不思饮食，不拘大人小儿。人参焙二两，半夏姜汁浸焙五钱，为末，飞罗面作糊，丸绿豆大。食后姜汤下三五十丸，日三服。《圣惠方》：加陈橘皮五钱。（《经验后方》）

胃寒气满：不能传化，易饥不能食。人参末二钱，生附子末半钱，生姜二钱。水七合，煎二合，鸡子清一枚，打转空心服之。（《圣济总录》）

脾胃虚弱：不思饮食。生姜半斤取汁，白蜜十两，人参末四两，银锅煎成膏，每米饮调服一匙。（《普济方》）

胃虚恶心：或呕吐有痰。人参一两，水二盏，煎一盏，入竹沥一杯，姜汁三匙，食远温服，以知为度，老人尤宜。（《简便方》）

胃寒呕恶：不能腐熟水谷，食即呕吐。人参、丁香、藿香各二钱半，橘皮五钱，生姜三片，水二盏，煎一盏，温服。（《拔萃方》）

反胃呕吐：饮食入口即吐，困弱无力，垂死者。上党人参三大两拍破。水一大升，煮取四合，热服，日再。兼以人参汁，入粟米、鸡子白、薤白，煮粥与啖。李直方司勋，于汉南患此，两月余，诸方不瘥。遂与此方，当时便定。后十余日，遂入京师。绛每与名医论此药，难可为俦也。（李绛《兵部手集方》）

房后困倦：人参七钱，陈皮一钱，水一盏半，煎八分，食前温服，日再服，千金不传。（赵永庵方）

肺虚久咳：人参末二两，鹿角胶炙研一两。每服三钱，用薄荷、豉汤一盏，葱少许，入铫子煎一二沸，倾入盏内。遇咳时，温呷三五口甚佳。（《食疗本草》）

止嗽化痰：人参末一两，明矾二两，以酽醋二升，熬矾成膏，入参末炼蜜和收。每以豌豆大一丸，放舌下，其嗽即止，痰自消。（《简便方》）

小儿喘咳：发热自汗吐红，脉虚无力者。人参、天花粉等分，每服半钱，蜜水调下，以瘥为度。（《经济方》）

喘咳嗽血：咳喘上气，喘急，嗽血吐血，脉无力者。人参末每服三钱，鸡子清调之，五更初服便睡，去枕仰卧，只一服愈。年深者，再服。咯血者，服尽一两甚好。一方以乌鸡子水磨千遍，自然化作水，调药尤妙。忌醋咸腥

酱，面鲊醉饱。将息乃佳。（沈存中《灵苑方》）

酒毒目盲：一人形实，好饮热酒，忽病目盲而脉涩，此热酒所伤，胃气污浊，血死其中而然。以苏木煎汤，调人参末一钱服，次日鼻及两掌皆紫黑，此滞血行矣。再以四物汤，加苏木、桃仁、红花、陈皮，调人参末服，数日而愈。（《丹溪纂要》）

酒毒生疽：一妇嗜酒，胸生一疽，脉紧而涩。用酒炒人参，酒炒大黄，等分为末，姜汤服一钱，得睡汗出而愈，效。（《丹溪医案》）

狗咬风伤：肿痛。人参置桑柴炭上烧存性，以碗覆定，少顷为末，掺之立瘥。（《经验后方》）

蜈蚣咬伤：嚼人参涂之。（《医学集成》）

蜂虿螫伤：人参末傅之。（《证治要诀》）

胁破肠出：急以油抹入，煎人参、枸杞汁淋之，内吃羊肾粥，十日愈。（危氏《得效方》）

芦

【气味】苦，温，无毒。

【主治】吐虚劳痰饮。

芍药

【释名】将离、犁食、白术、余容、铤、白者名金芍药、赤者名木芍药。

【集解】[时珍曰]昔人言洛阳牡丹、扬州芍药甲天下。今药中所用，亦多取扬州者。十月生芽，至春乃长，三月开花。其品凡三十余种，有千叶、单叶、楼子之异。入药宜单叶之根，气味全厚。根之赤白，随花之色也。

根

【气味】苦，平，无毒。

【主治】邪气腹痛，除血痹，破坚积，寒热疝瘕，止痛，利小便，益气。（《本经》）通顺血脉，缓中，散恶血，逐贼血，去水气，利膀胱大小肠，消痈肿，时行寒热，中恶腹痛腰痛。（《别录》）治脏腑拥气，强五脏，补肾气，治时疾骨热，妇人血闭不通，能蚀脓。（甄权）女人一切病，胎前产后诸疾，治风补劳，退热除烦益气，惊狂头痛，目赤明目，肠风泻血痔瘘，发背疮疥。（大明）泻肝，安脾肺，收胃气，止泻利，固腠理，和血脉，收阴气，敛逆气。（元素）理中气，治脾虚中满，心下痞，胁下痛，善噫，肺急胀逆喘咳，太阳鼽衄目涩，肝血不足，阳维病苦寒热，带脉病苦腹痛满，腰溶溶如

坐水中。（好古）止下痢腹痛后重。（时珍）

【发明】[时珍曰]白芍药益脾，能于土中泻木。赤芍药散邪，能行血中之滞。《日华子》言赤补气，白治血，欠审矣。产后肝血已虚，不可更泻，故禁之。酸寒之药多矣，何独避芍药耶？

【附方】

服食法：[颂曰]安期生服炼芍药法云：芍药有二种：救病用金芍药，色白多脂肉；其木芍药，色紫瘦多脉。若取审看，勿令差错。凡采得，净洗去皮，以东流水煮百沸，阴干。停三日，又于木甑内蒸之，上覆以净黄土，一日夜熟，出阴干，捣末。以麦饮或酒服三钱匕，日三。服满三百日，可以登岭绝谷不饥。（《图经本草》）

腹中虚痛：白芍药三钱，炙甘草一钱，夏月加黄芩五分，恶寒加肉桂一钱，冬月大寒再加桂一钱。水二盏，煎一半，温服。（《洁古用药法象》）

脚气肿痛：白芍药六两，甘草一两，为末，白汤点服。（《事林广记》）

消渴引饮：白芍药、甘草等分，为末。每用一钱，水煎服，日三服。鄂渚辛祐之患此九年，服药止而复作。苏朴授此方，服之七日顿愈。古人处方，殆不可晓，不可以平易而忽之也。（陈日华《经验方》）

小便五淋：赤芍药一两，槟榔一个，面裹煨，为末。每服一钱，水一盏，煎七分，空心服。（《博济方》）

衄血不止：赤芍药为末，水服二钱匕。（《事林广记》）

衄血咯血：白芍药一两，犀角末二钱半，为末。新水服一钱匕，血止为限。（《古今录验》）

经水不止：白芍药、香附子、熟艾叶各一钱半，水煎服之。（《熊氏补遗》）

血崩带下：赤芍药、香附子等分，为末。每服二钱，盐一捻，水一盏，煎七分，温服。日二服，十服见效。名如神散。（《良方》）

金疮血出：白芍药一两，熬黄为末，酒或米饮服二钱，渐加之，仍以末傅疮上即止，良验。（《广利方》）

痘疮胀痛：白芍药为末，酒服半钱匕。（《痘疹方》）

鱼骨哽咽：白芍药嚼细咽汁。（《事林广记》）

牡丹

【释名】鼠姑、鹿韭、百两金、木芍药、花王。

【集解】[时珍曰]牡丹惟取红白单瓣者入药。其千叶异品，皆人巧所致，气味不纯，不可用。《花谱》载丹州、延州以西及褒斜道中最多，与荆棘无异，土人取以为薪，其根入药尤妙。凡栽花者，根下着白敛末辟虫，穴中点硫黄杀蠹，以乌贼骨针其树必枯，此物性，亦不可不知也。

根皮

【气味】辛，寒，无毒。

【主治】寒热，中风瘛疭，惊痫邪气，除癥坚瘀血留舍肠胃，安五脏，疗痈疮。(《本经》)除时气头痛，客热五劳，劳气头腰痛，风噤癫疾。(《别录》)久服轻身益寿。(吴普)治冷气，散诸痛，女子经脉不通，血沥腰痛。(甄权)通关腠血脉，排脓，消扑损瘀血，续筋骨，除风痹，落胎下胞，产后一切冷热血气。(大明)治神志不足，无汗之骨蒸，衄血吐血。(元素)和血生血凉血，治血中伏火，除烦热。(时珍)

【发明】[时珍曰]牡丹皮治手、足少阴、厥阴四经血分伏火。盖伏火即阴火也，阴火即相火也。古方惟以此治相火，故仲景肾气丸用之。后人乃专以黄檗治相火，不知牡丹之功更胜也。此乃千载秘奥，人所不知，今为拈出。赤花者利，白花者补，人亦罕悟，宜分别之。

【附方】

癞疝偏坠：气胀不能动者。牡丹皮、防风等分，为末，酒服二钱，甚效。(《千金方》)

妇人恶血：攻聚上面多怒。牡丹皮半两，干漆烧烟尽半两，水二钟，煎一钟服。(《诸证辨疑》)

伤损瘀血：牡丹皮二两，虻虫二十一枚，熬过同捣末。每旦温酒服方寸匕，血当化为水下。(《贞元广利方》)

金疮内漏：血不出。牡丹皮为末，水服三指撮，立尿出血也。(《千金方》)

解中蛊毒：牡丹根捣末，服一钱匕，日三服。(《外台秘要》)

茉莉

【释名】柰花。

【集解】[时珍曰]末利原出波斯，移植南海，今滇、广人栽莳之。其性畏寒，不宜中土。弱茎繁枝，绿叶团尖。初夏开小白花，重瓣无蕊，秋尽乃止，不结实。有千叶者，红色者，蔓生者。其花皆夜开，芬香可爱。女人穿为首饰，或合面脂。亦可熏茶，或蒸取液以代蔷薇水。又有似末利而瓣大，其香清绝者，谓之狗牙，亦名雪瓣，海南有之。素馨、指甲，皆其类也，并附于下。

花

【气味】辛，热，无毒。

【主治】蒸油取液，作面脂头泽，长发润燥香肌，亦入茗汤。（时珍）

根

【气味】热，有毒。

【主治】以酒磨一寸服，则昏迷一日乃醒，二寸二日，三寸三日。凡跌损骨节脱臼接骨者用此，则不知痛也。（汪机）

【附录】

素馨：[时珍曰]素馨亦自西域移来，谓之耶悉茗花，即《酉阳杂俎》所载野悉蜜花也。枝干袅娜，叶似末利而小。其花细瘦四瓣，有黄、白二色。采花压油泽头，甚香滑也。

指甲花：有黄、白二色，夏月开，香似木犀，可染指甲，过于凤仙花。

郁金香

【释名】郁香、红蓝花、紫述香、草麝香、茶矩摩。

【集解】[时珍曰]按郑玄云：郁草似兰。杨孚《南州异物志》云：郁金出罽宾，国人种之，先以供佛，数日萎，然后取之。色正黄，与芙蓉花裹嫩莲者相似，可以香酒。又《唐书》云：太宗时，伽毘国献郁金香，叶似麦门冬，九月花开，状似芙蓉，其色紫碧，香闻数十步，花而不实，欲种者取根。二说皆同，但花色不同，种或不一也。《古乐府》云，中有郁金苏合香者，是此郁金也。晋左贵嫔有《郁金颂》云：伊有奇草，名曰郁金。越自殊域，厥珍来寻。芳香酷烈，悦目怡心。明德惟馨，淑人是钦。

【气味】苦，温，无毒。

【主治】蛊野诸毒，心腹间恶气鬼疰，鸦鹘等一切臭。入诸香药用。（藏器）

薄荷

【释名】菝蔺、蕃荷菜、吴菝蔺、南薄荷、金钱薄荷。

【集解】[时珍曰]薄荷，人多栽莳。二月宿根生苗，清明前后分之。方茎赤色，其叶对生，初时形长而头圆，及长则尖。吴、越、川、湖人多以代茶。苏州所莳者，茎小而气芳，江西者稍粗，川蜀者更粗，入药以苏产为胜。《物类相感志》云：凡收薄荷，须隔夜以粪水浇之，雨后乃可刈收，则性凉，不尔不凉也。野生者，茎叶气味都相似。

茎叶

【气味】辛，温，无毒。

【主治】贼风伤寒发汗，恶气心腹胀满，霍乱，宿食不消，下气，煮汁服之，发汗，大解劳乏，亦堪生食。（《唐本》）作菜久食，却肾气，辟邪毒，除劳气，令人口气香洁。煎汤洗漆疮。（思邈）通利关节，发毒汗，去愤气，破血止痢。（甄权）疗阴阳毒，伤寒头痛，四季宜食。（士良）治中风失音吐痰。（《日华》）主伤风头脑风，通关格，及小儿风涎，为要药。（苏颂）杵汁服，去心脏风热。（孟诜）清头目，除风热。（李杲）利咽喉口齿诸病，治瘰疬疮疥，风瘙瘾疹。捣汁含漱，去舌胎语涩。挼叶塞鼻，止衄血。涂蜂螫蛇伤。（时珍）

【发明】［时珍曰］薄荷入手太阴、足厥阴，辛能发散，凉能清利，专于消风散热，故头痛头风眼目咽喉口齿诸病，小儿惊热及瘰疬疮疥，为要药。戴原礼氏治猫咬，取其汁涂之有效，盖取其相制也。

【附方】

清上化痰：利咽膈，治风热。以薄荷末，炼蜜丸芡子大，每噙一丸。白沙糖和之亦可。（《简便单方》）

风气瘙痒：用大薄荷、蝉蜕等分，为末，每温酒调服一钱。（《永类钤方》）

眼弦赤烂：薄荷，以生姜汁浸一宿，晒干为末。每用一钱，沸汤炮洗。（《明目经验方》）

瘰疬结核：或破未破。以新薄荷二斤，取汁，皂荚一挺，水浸去皮，捣取汁，同于银石器内熬膏。入连翘末半两，连白青皮、陈皮，黑牵牛半生半炒，各一两，皂荚仁一两半，同捣和丸梧子大。每服三十丸，煎连翘汤下。（《济生方》）

衄血不止：薄荷汁滴之。或以干者水煮，绵裹塞鼻。（许学士《本事方》）

血痢不止：薄荷叶煎汤常服。（《普济》）

水入耳中：薄荷汁滴入立效。（《经验方》）

蜂虿螫伤：薄荷叶挼贴之。（《外台秘要》）

火毒生疮：冬间向火，火气入内，两股生疮，汁水淋漓者。用薄荷煎汁频涂，立愈。（张杲《医说》）

菊

【释名】节华、女节、女华、女茎、日精、更生、傅延年、治蔷、金蕊、阴成、周盈。

【集解】［时珍曰］菊之品凡百种，宿根自生，茎叶花色，品品不同。宋人刘蒙泉、范致能、史正志皆有《菊谱》，亦不能尽收也。其茎有株蔓紫赤青绿之殊，其叶有大小厚薄尖秃之异，其花有千叶单叶、有心无心、有子无子、黄白红紫、间色深浅、大小之别，其味有甘苦辛之辨，又有夏菊秋菊冬菊之分。大抵惟以单叶味甘者入药，《菊谱》所载甘菊、邓州黄、邓州白者是矣。甘菊始生于山野，今则人皆栽植之。其花细碎，品不甚高。蕊如蜂窠，中有细子，亦可捺种。嫩叶及花皆可炸食。白菊花稍大，味不甚甘，亦秋月采之。菊之无子者，谓之牡菊。烧灰撒地中，能死蛙黾。说出《周礼》。

花

【气味】苦，平，无毒。

【主治】诸风头眩肿痛，目欲脱，泪出，皮肤死肌，恶风湿痹。久服利血气，轻身耐老延年。（《本经》）疗腰痛去来陶陶，除胸中烦热，安肠胃，利五脉，调四肢。（《别录》治头目风热，风旋倒地，脑骨疼痛，身上一切游风令消散，利血脉，并无所忌。（甄权）作枕明目，叶亦明目，生熟并可食。（大明）养目血，去翳膜。（元素）主肝气不足。（好古）

白菊

【气味】苦、辛，平，无毒。

【主治】风眩，能令头不白。（弘景）染髭发令黑。和巨胜、茯苓蜜丸服之，去风眩，变白不老，益颜色。（藏器）

【附方】

服食甘菊：《玉函方》云：王子乔变白增年方：用甘菊，三月上寅日采苗，名曰玉英；六月上寅日采叶，名曰容成；九月上寅日采花，名曰金精；十二月上寅日采根茎，名曰长生。四味并阴干，百日取等分，以成日合捣千杵为末，每酒服一钱匕。或以蜜丸梧子大，酒服七丸，一日三服。百日，身轻润泽；一年，发白变黑；服之二年，齿落再生；五年，八十岁老翁，变为儿童也。孟诜云：正月采叶，五月五日采茎，九月九日采花。

服食白菊：《太清灵宝方》引：九月九日白菊花二斤，茯苓一斤，并捣罗为末。每服二钱，温酒调下，日三服。或以炼过松脂和丸鸡子大，每服一丸。主头眩，久服令人好颜色不老。［藏器曰］《抱朴子》言刘生丹法，用白菊汁、莲花汁、地血汁、樗汁，和丹蒸服也。

白菊花酒：《天宝单方》：治丈夫、妇人久患头风眩闷，头发干落，胸中痰壅，每发即头旋眼昏，不觉欲倒者，是其候也。先灸两风池各二七壮，并服此酒及散，永瘥。其法：春末夏初，收白菊软苗，阴干捣末，空腹取一方寸匕和无灰酒服之，日再服，渐加三方寸匕。若不饮酒者，但和羹粥汁服，亦得。秋八月合花收暴干，切取三大斤，以生绢袋盛，贮三大斗酒中，经七日服之，日三次，常令酒气相续为佳。（苏颂《图经》）

酒醉不醒：九月九日真菊花为末，饮服方寸匕。（《外台秘要》）

眼目昏花：双美丸：用甘菊花一斤，红椒去目六两，为末，用新地黄汁和丸梧子大。每服五十丸，临卧茶清下。（《瑞竹堂方》）

花上水

【主治】益色壮阳，治一切风。（大明）

葵

【释名】露葵、滑菜。

【集解】［时珍曰］葵菜古人种为常食，今之种者颇鲜。有紫茎、白茎二种，以白茎为胜。大叶小花，花紫黄色，其最小者名鸭脚葵。其实大如指顶，皮薄而扁，实内子轻虚如榆荚仁。四五月种者可留子。六七月种者为秋葵，八九月种者为冬葵，经年收采。正月复种者为春葵。然宿根至春亦生。按王祯《农书》云：葵，阳草也。其菜易生，郊野甚多，不拘肥瘠地皆有之。为百菜之主，备四时之馔。本丰而耐旱，味甘而无毒。可防荒俭，可以菹腊，其枯枿可为榜簇，根子又能疗疾，咸无遗弃。诚蔬茹之要品，民生之资益者也。而今人不复食之，亦无种者。

叶

【气味】甘，寒，滑，无毒。

【主治】脾之菜也。宜脾，利胃气，滑大肠。（思邈）宜导积滞，妊妇食之，胎滑易生。（苏颂）煮汁服，利小肠，治时行黄病。干叶为末及烧灰服，治金疮出血。（甄权）除客热，治恶疮，散脓血，女人带下，小儿热毒下痢丹毒，并宜食之。（汪颖）服丹石人宜食。（孟诜）润燥利窍，功与子同。（同上）

【发明】[时珍曰]按：唐王焘《外台秘要》云：天行斑疮，须臾遍身，皆戴白浆，此恶毒气也。高宗永徽四年，此疮自西域东流于海内。但煮葵菜叶以蒜齑啖之，则止。又《圣惠方》亦云：小儿发斑，用生葵菜叶绞汁，少少与服，散恶毒气。按：此即今痘疮也。今之治者，惟恐其大小二便频数，泄其元气，痘不起发。葵菜滑窍，能利二便，似不相宜，而昔人赖之。岂古今运气不同，故治法亦随时变易欤？

【附方】

肉锥怪疾：有人手足甲忽长，倒生刺肉，如锥痛不可忍者，但食葵菜即愈。（夏子益《奇疾方》）

诸瘘不合：先以泔清温洗，拭净，取葵菜微火烘暖贴之。不过二三百叶，引脓尽，即肉生也。忌诸鱼、蒜、房事。（《必效方》）

汤火伤疮：葵菜为末傅之。（《食物本草》）

蛇蝎螫伤：葵菜捣汁服之。（《千金方》）

误吞铜钱：葵菜捣汁冷饮。（《普济方》）

丹石发动：口干咳嗽者。每食后饮冬月葵齑汁一盏，便卧少时。（《食疗本草》）

根

【气味】甘，寒，无毒。

【主治】恶疮，疗淋，利小便，解蜀椒毒。（《别录》）小儿吞钱不出，煮汁饮之，神妙。（甄权）治疳疮出黄汁。（孟诜）利窍滑胎，止消渴，散恶毒气。（时珍）

【附方】

二便不通：胀急者。生冬葵根二斤，捣汁三合，生姜四两，取汁一合，和匀，分二服。连用即通也。

消渴引饮：小便不利。葵根五两，水三大盏，煮汁，平旦服，日一服。（并《圣惠方》）

小儿紧唇：葵根烧灰，酥调涂之。（《圣惠方》）

口吻生疮：用经年葵根烧灰傅之。（《外台秘要》）

蛇虺螫伤：葵根捣涂之。（《古今录验》）

解防葵毒：葵根捣汁饮之。（《千金方》）

冬葵子

【气味】甘，寒，滑，无毒。

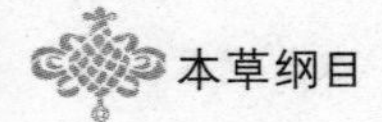

【主治】五脏六腑，寒热羸瘦，五癃，利小便。久服坚骨长肌肉，轻身延年。（《本经》）疗妇人乳难内闭，肿痛。（《别录》）出痈疽头。（孟诜）下丹石毒。（弘景）通大便，消水气，滑胎治痢。（时珍）

【发明】［时珍曰］葵气味俱薄，淡滑为阳，故能利窍通乳，消肿滑胎也。其根叶与子功用相同。按：陈自明《妇人良方》云：乳妇气脉壅塞，乳汁不行，及经络凝滞，奶房胀痛，留蓄作痈毒者。用葵菜子炒香、缩砂仁等分，为末，热酒服二钱。此药滋气脉，通营卫，行津液，极验。乃上蔡张不愚方也。

【附方】

大便不通：十日至一月者。《肘后方》：冬葵子三升，水四升，煮取一升服。不瘥更作。《圣惠》：用葵子末、人乳汁等分，和服立通。

关格胀满：大小便不通，欲死者。《肘后方》：用葵子二升，水四升，煮取一升，纳猪脂一丸如鸡子，顿服。《千金》：用葵子为末，猪脂和丸梧子大。每服五十丸，效止。

小便血淋：葵子一升，水三升，煮汁，日三服。（《千金方》）

妊娠患淋：冬葵子一升，水三升，煮二升，分服。（《千金方》）

痎疟邪热：冬葵子阴干为末，酒服二钱。午日取花挼手，亦去疟。（《圣惠方》）

痈肿无头：孟诜曰：三日后，取葵子二百粒，水吞之，当日即开也。《经验后方》云：只吞一粒即破。如吞两粒，则有两头也。

便毒初起：冬葵子末，酒服二钱。（《儒门事亲》）

面上疱疮：冬葵子、柏子仁、茯苓、瓜瓣各一两。为末。食后酒服方寸匕，日三服。（《陶隐居方》）

解蜀椒毒：冬葵子煮汁饮之。（《千金方》）

伤寒劳复：葵子二升，粱米一升，煮粥食，取汗立安。（《圣惠》）

月季花

【释名】月月红、胜春、瘦客、斗雪红。

【集解】［时珍曰］处处人家多栽插之，亦蔷薇类也。青茎长蔓硬刺，叶小于蔷薇，而花深红，千叶厚瓣，逐月开放，不结子也。

【气味】甘，温，无毒。

【主治】活血，消肿，傅毒。（时珍）

【附方】

瘰疬未破：用月季花头二钱，沉香五钱，芫花炒三钱，碎锉，入大鲫鱼

腹中，就以鱼肠封固，酒、水各一盏，煮熟食之，即愈。鱼须安粪水内游死者方效。此是家传方，活人多矣。（谈野翁试验方）

第四卷　谷部

小麦

【释名】来。

【集解】［时珍曰］北人种麦漫撒，南人种麦撮撒。北麦皮薄面多，南麦反此。或云：收麦以蚕沙和之，辟蠹。或云：立秋前以苍耳锉碎同晒收，亦不蛀。秋后则虫已生矣。盖麦性恶湿，故久雨水潦，即多不熟也。

小麦

【气味】甘，微寒，无毒。

【主治】除客热，止烦渴咽燥，利小便，养肝气，止漏血唾血。令女人易孕。（《别录》）养心气，心病宜食之。（思邈）煎汤饮，治暴淋。（宗奭）熬末服，杀肠中蛔虫。（《药性》）陈者煎汤饮，止虚汗。烧存性，油调，涂诸疮汤火伤灼。（时珍）

【附方】

消渴心烦：用小麦作饭及粥食。（《心镜》）

老人五淋：身热腹满。小麦一升，通草二两，水三升，煮一升，饮之即愈。（《奉亲书》）

眉炼头疮：用小麦烧存性，为末。油调敷。（《儒门事亲》）

白癜风癣：用小麦摊石上，烧铁物压出油。搽之甚效。（《医学正传》）

汤火伤灼：未成疮者。用小麦炒黑，研入腻粉，油调涂之。勿犯冷水，必致烂。（《袖珍方》）

金疮肠出：用小麦五升，水九升，煮取四升，绵滤取汁，待极冷。令病患卧席上，含汁噀之，肠渐入，噀其背。并勿令病人知，及多人见，傍人语，即肠不入也。乃抬席四角轻摇，使肠自入。十日中，但略食羹物。慎勿惊动，即杀人。（《刘涓子鬼遗方》）

浮麦

【气味】甘、咸，寒，无毒。

【主治】益气除热，止自汗盗汗，骨蒸虚热，妇人劳热。（时珍）

麦麸

【主治】时疾热疮，汤火疮烂，扑损伤折瘀血，醋炒署贴之。（《日华》）和面作饼，止泄痢，调中去热健人。以醋拌蒸热，袋盛，包熨人马冷失腰脚伤折处，止痛散血。（藏器）醋蒸，熨手足风湿痹痛，寒湿脚气，互易至汗出，并良。末服，止虚汗。（时珍）

【发明】[时珍曰]麸乃麦皮也。与浮麦同性，而止汗之功次于浮麦，盖浮麦无肉也。凡人身体疼痛及疮疡肿烂沾渍，或小儿暑月出痘疮，溃烂不能着席睡卧者，并用夹褥盛麸缝合藉卧，性凉而软，诚妙法也。

【附方】

虚汗盗汗：《卫生宝鉴》：用浮小麦文武火炒，为末。每服二钱半，米饮下，日三服。或煎汤代茶饮。一方：以猪觜唇煮熟切片，蘸食亦良。

产后虚汗：小麦麸、牡蛎等分，为末。以猪肉汁调服二钱，日二服。（胡氏《妇人方》）

走气作痛：用酽醋拌麸皮炒热，袋盛熨之。（《生生编》）

灭诸瘢痕：春夏用大麦麸，秋冬用小麦麸，筛粉和酥傅之。（《总录》）

小儿眉疮：小麦麸炒黑，研末，酒调傅之。

小便尿血：面麸炒香，以肥猪肉蘸食之。（《集玄》）

面

【气味】甘，温，有微毒。

【主治】补虚。久食，实人肤体，厚肠胃，强气力。（藏器）养气，补不足，助五脏。（《日华》）水调服，治人中暑，马病肺热。（宗奭）傅痈肿损伤，散血止痛。生食，利大肠。水调服，止鼻衄吐血。（时珍）

【附方】

热渴心闷：温水一盏，调面一两，饮之。（《圣济总录》）

夜出盗汗：麦面作弹丸，空心、卧时煮食之。次早服妙香散一帖取效。

大衄血出：口耳皆出者。用白面入盐少许，冷水调服三钱。（《普济方》）

妇人吹奶：水调面煮糊欲熟，即投无灰酒一盏，搅匀热饮。令人徐徐按之，药行即瘳。（《经验方》）

乳痈不消：白面半斤炒黄，醋煮为糊，涂之即消。（《圣惠方》）

破伤风病：白面、烧盐各一撮。新水调，涂之。（《普济方》）

金疮血出：不止。用生面干傅，五七日即愈。（《蔺氏经验方》）

远行脚趼：成泡者。水调生面涂之，一夜即平。（《海上》）

折伤瘀损：白面、卮子仁同捣，以水调，傅之即散。

火燎成疮：炒面，入卮子仁末，和油傅之。（《千金》）

伤米食积：白面一两，白酒麴二丸，炒为末。每服二匙，白汤调下。如伤肉食，山楂汤下。（《简便方》）

麦粉

【气味】甘，凉，无毒。

【主治】补中，益气脉，和五脏，调经络。又炒一合，汤服，断下痢。（孟诜）醋熬成膏，消一切痈肿、汤火伤。（时珍）

【发明】[时珍曰]麦粉乃是麸面，面洗筋澄出浆粉。今人浆衣多用之，古方鲜用。按：万表《积善堂方》云：乌龙膏：治一切痈肿发背，无名肿毒，初发焮热未破者，取效如神。用隔年小粉，愈久者愈佳，以锅炒之。初炒如饧，久炒则干，成黄黑色，冷定研末。陈米醋调成糊，熬如黑漆，瓷罐收之。用时摊纸上，剪孔贴之，即如冰冷，疼痛即止。少顷觉痒，干亦不能动。久则肿毒自消，药力亦尽而脱落，甚妙。此方苏州杜水庵所传，屡用有验。药易而功大，济生者宜收藏之。

面筋

【气味】甘，凉，无毒。

【主治】解热和中，劳热人宜煮食之。（时珍）宽中益气。（宁原）

【发明】[时珍曰]面筋，以麸与面水中揉洗而成者。古人罕知，今为素食要物，煮食甚良。今人多以油炒，则性热矣。

麦麨

【气味】甘，微寒，无毒。

【主治】消渴，止烦。（《蜀本》）

稻

【释名】稌、糯。

【集解】[时珍曰]糯稻，南方水田多种之。其性粘，可以酿酒，可以为粢，可以蒸糕，可以熬饧，可以炒食。其类亦多，其谷壳有红、白二色，或有毛，或无毛。其米亦有赤、白二色，赤者酒多糟少，一种粒白如霜，长三四分者。《齐民要术》糯有九格、雉木、大黄、马首、虎皮、火色等名是矣。古人酿酒多用秫，故诸说论糯稻，往往费辩也。秫乃糯粟，见本条。

稻米

【气味】苦，温，无毒。

【主治】作饭温中，令人多热，大便坚。(《别录》)能行营卫中血积，解芫青、斑蝥毒。(士良)益气止泄。(思邈)补中益气。止霍乱后吐逆不止，以一合研水服之。(大明)以骆驼脂作煎饼食，主痔疾。(萧炳)作糜一斗食，主消渴。(藏器)暖脾胃，止虚寒泄痢，缩小便，收自汗，发痘疮。(时珍)

【发明】[时珍曰]糯米性温，酿酒则热，熬饧尤甚，故脾肺虚寒者宜之。若素有痰热风病，及脾病不能转输，食之最能发病成积。孟诜、苏颂或言其性凉、性寒者，谬说也。《别录》已谓其温中坚大便，令人多热，是岂寒凉者乎？今人冷泄者，炒食即止。老人小便数者，作粢糕或丸子，夜食亦止。其温肺暖脾可验矣。痘证用之，亦取此义。

【附方】

女人白淫：糙糯米、花椒等分，炒为末，醋糊丸梧子大。每服三四十丸，食前醋汤下。(杨起《简便方》)

胎动不安：下黄水。用糯米一合，黄芪、芎藭各五钱，水一升，煎八合，分服。(《产宝》)

打扑伤损：诸疮。寒食日浸糯米，逐日易水，至小满取出，日干为末，用水调涂之。(《便民图纂》)

颠犬咬伤：糯米一合，斑蝥七枚同炒，蝥黄去之；再入七枚，再炒黄去之；又入七枚，待米出烟，去蝥为末。油调傅之，小便利下佳。(《医方大成》)

荒年代粮：稻米一斗淘汰，百蒸百曝，捣末。日食一飧，以水调之。服至三十日止，可一年不食。(《肘后》)

虚劳不足：糯米入猪肚内蒸干，捣作丸子，日日服之。

腰痛虚寒：糯米二升，炒熟袋盛，拴靠痛处。内以八角茴香研酒服。(谈野翁《试验方》)

米泔

【气味】甘，凉，无毒。

【主治】益气，止烦渴霍乱，解毒。食鸭肉不消者，顿饮一盏，即消。(时珍)

【附方】

烦渴不止：糯米泔任意饮之，即定。研汁亦可。(《外台》)

糯稻花

【主治】阴干，入揩牙、乌须方用。(时珍)

薏苡

【释名】解蠡、芑实、赣米、回回米、薏珠子。

【集解】[时珍曰]薏苡人多种之。二三月宿根自生。叶如初生芭茅。五六月抽茎开花结实。有二种：一种粘牙者，尖而壳薄，即薏苡也。其米白色如糯米，可作粥饭及磨面食，亦可同米酿酒。一种圆而壳厚坚硬者，即菩提子也。其米少，即粳糯也。但可穿作念经数珠，故人亦呼为念珠云。其根并白色，大如匙柄，糺（纠）结而味甘也。

薏苡仁

【气味】甘，微寒，无毒。

【主治】筋急拘挛，不可屈伸，久风湿痹，下气。久服，轻身益气。（《本经》）除筋骨中邪气不仁，利肠胃，消水肿，令人能食。（《别录》）炊饭作面食，主不饥，温气。煮饮，止消渴，杀蛔虫。（藏器）治肺痿肺气，积脓血，咳嗽涕唾，上气。煎服，破毒肿。（甄权）去干湿脚气，大验。（孟诜）健脾益胃，补肺清热，去风胜湿。炊饭食，治冷气。煎饮，利小便热淋。（时珍）

【发明】[时珍曰]薏苡仁属土，阳明药也，故能健脾益胃。虚则补其母，故肺痿、肺痈用之。筋骨之病，以治阳明为本，故拘挛筋急风痹者用之。土能胜水除湿，故泄痢水肿用之。按：古方小续命汤注云：中风筋急拘挛，语迟脉弦者，加薏苡仁。亦扶脾抑肝之义。又《后汉书》云：马援在交趾常饵薏苡实，云能轻身省欲以胜瘴气也。又张师正《倦游录》云：辛稼轩忽患疝疾，重坠大如杯。一道人教以薏珠用东壁黄土炒过，水煮为膏服，数服即消。程沙随病此，稼轩授之亦效。《本草》薏苡乃上品养心药，故此有功。

【附方】

薏苡仁饭：治冷气。用薏苡仁舂熟，炊为饭食。气味欲如麦饭乃佳。或煮粥亦好。（《广济方》）

薏苡仁粥：治久风湿痹，补正气，利肠胃，消水肿，除胸中邪气，治筋脉拘挛。薏苡仁为末，同粳米煮粥，日日食之，良。（《食医心镜》）

消渴饮水：薏苡仁煮粥饮，并煮粥食之。

周痹缓急：偏者。薏苡仁十五两，大附子十枚炮，为末。每服方寸匕，日三。（张仲景方）

肺痿咳唾：脓血。薏苡仁十两杵破，水三升，煎一升，酒少许，服之。（《梅师》）

肺痈咳唾：心胸甲错者。以淳苦酒煮薏苡仁令浓，微温顿服。肺有血，当吐出愈。（《范汪方》）

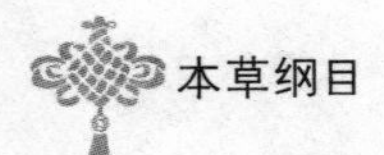

肺痈咯血：薏苡仁三合捣烂，水二大盏，煎一盏，入酒少许，分二服。（《济生》）

喉卒痈肿：吞薏苡仁二枚，良。（《外台》）

痈疽不溃：薏苡仁一枚，吞之。（姚僧坦方）

孕中有痈：薏苡仁煮汁，频频饮之。（《妇人良方补遗》）

牙齿䘌痛：薏苡仁、桔梗生研末，点服。不拘大人、小儿。（《永类方》）

根

【气味】甘，微寒，无毒。

【主治】下三虫。（《本经》）煮汁糜食甚香，去蛔虫，大效。（弘景）煮服，堕胎。（藏器）治卒心腹烦满及胸胁痛者，锉煮浓汁，服三升乃定。（苏颂，出《肘后方》）捣汁和酒服，治黄疸有效。（时珍）

【附方】

黄疸如金：薏苡根煎汤频服。

蛔虫心痛：薏苡根一斤切，水七升，煮三升，服之，虫死尽出也。（《梅师》）

经水不通：薏苡根一两，水煎服之。不过数服，效。（《海上方》）

牙齿风痛：薏苡根四两，水煮含漱，冷即易之。（《延年秘录》）

叶

【主治】作饮气香，益中空膈。（苏颂）暑月煎饮，暖胃益气血。初生小儿浴之，无病。（时珍，出《琐碎录》）

黄大豆

【集解】［时珍曰］大豆有黑、青、黄、白、斑数色，惟黑者入药，而黄、白豆炒食作腐，造酱笮油，盛为时用，不可不知别其性味也。周定王曰：黄豆苗高一二尺，叶似黑大豆叶而大，结角比黑豆角稍肥大，其荚、叶嫩时可食，甘美。

【气味】甘，温，无毒。

【主治】宽中下气，利大肠，消水胀肿毒。（宁原）研末，熟水和，涂痘后痈。（时珍）

【附方】

痘后生疮：黄豆烧黑研末，香油调涂。

豆油

【气味】辛、甘，热，微毒。

【主治】涂疮疥，解发脂。（时珍）

萁

【主治】烧灰，入点痣、去恶肉药。（时珍）

赤小豆

【释名】赤豆、红豆苔、叶名藿。

【集解】[时珍曰]此豆以紧小而赤黯色者入药，其稍大而鲜红、淡红色者，并不治病。俱于夏至后下种，苗科高尺许，枝叶似豇豆，叶微圆峭而小。至秋开花，似豇豆花而小淡，银褐色，有腐气。结荚长二三寸，比绿豆荚稍大，皮色微白带红。三青二黄时即收之，可煮可炒，可作粥、饭、馄饨馅并良也。

【气味】甘、酸，平，无毒。

【主治】下水肿，排痈肿脓血。（《本经》）疗寒热热中消渴，止泄痢，利小便，下腹胀满，吐逆卒澼。（《别录》）消热毒，散恶血，除烦满，通气，健脾胃，令人美食。捣末同鸡子白，涂一切热毒痈肿。煮汁，洗小儿黄烂疮，不过三度。（权）缩气行风，坚筋骨，抽肌肉。久食瘦人。（士良）散气，去关节烦热，令人心孔开。暴痢后，气满不能食者，煮食一顿即愈。和鲤鱼煮食，甚治脚气。（诜）解小麦热毒。煮汁，解酒病。解油衣粘缀。（《日华》）辟瘟疫，治产难，下胞衣，通乳汁。和鲤鱼、蠡鱼、鲫鱼、黄雌鸡煮食，并能利水消肿。（时珍）

【附方】

水谷痢疾：小豆一合，熔蜡三两，顿服取效。（《必效方》）

热毒下血：或因食热物发动。赤小豆末，水服方寸匕。（《梅师方》）

肠痔下血：小豆二升，苦酒五升，煮熟日干，再浸至酒尽乃止，为末。酒服一钱，日三服。（《肘后方》）

重舌鹅口：赤小豆末，醋和涂之。（《普济方》）

小儿不语：四五岁不语者。赤小豆末，酒和，傅舌下。（《千金》）

牙齿疼痛：红豆末，擦牙吐涎，及吹鼻中。一方入铜青少许。一方入花硷少许。（《家宝方》）

中酒呕逆：赤小豆煮汁，徐徐饮之。（《食鉴本草》）

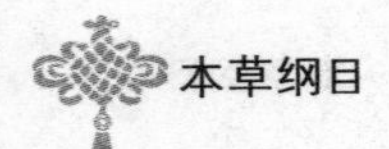

乳汁不通：赤小豆煮汁饮之。（《产书》）

妇人吹奶：赤小豆酒研，温服，以滓傅之。（熊氏）

妇人乳肿：小豆、莽草等分，为末，苦酒和傅，佳。（《梅师》）

痈疽初作：赤小豆末，水和涂之，毒即消散，频用有效。（《小品方》）

石痈诸痈：赤小豆五合，纳苦酒中五宿，炒研，以苦酒和涂即消。加栝楼根等分。（《范汪方》）

痘后痈毒：赤小豆末，鸡子白调涂傅之。

腮颊热肿：赤小豆末，和蜜涂之，一夜即消。或加芙蓉叶末尤妙。

六畜肉毒：小豆一升，烧研。水服三方寸匕，神良。（《千金方》）

叶

【主治】去烦热，止小便数。（《别录》）煮食，明目。（《日华》）

【附方】

小便频数：小豆叶一斤，入豉汁中煮，调和作羹食之。（《心镜》）

小儿遗尿：小豆叶捣汁服之。（《千金》）

芽

【主治】妊娠数月，经水时来，名曰漏胎；或因房室，名曰伤胎。用此为末，温酒服方寸匕，日三，得效乃止。（时珍，出《普济》）

绿豆

【释名】[时珍曰] 绿以色名也。

【集解】[时珍曰] 绿豆处处种之。三四月下种，苗高尺许，叶小而有毛，至秋开小花，荚如赤豆荚。粒粗而色鲜者为官绿；皮薄而粉多、粒小而色深者为油绿；皮厚而粉少早种者，呼为摘绿，可频摘也；迟种呼为拔绿，一拔而已。北人用之甚广，可作豆粥、豆饭、豆酒，炒食、麨食，磨而为面，澄滤取粉，可以作饵顿糕，荡皮搓索，为食中要物。以水浸湿生白芽，又为菜中佳品。牛马之食亦多赖之。真济世之良谷也。

【气味】甘，寒，无毒。

【主治】煮食，消肿下气，压热解毒。生研绞汁服，治丹毒烦热风疹，药石发动，热气奔豚。（《开宝》）治寒热热中，止泄痢卒澼，利小便胀满。（思邈）厚肠胃。作枕，明目，治头风头痛。除吐逆。（《日华》）补益元气，和调五脏，安精神，行十二经脉，去浮风，润皮肤，宜常食之。煮汁，止消渴。（孟诜）解一切药草、牛马、金石诸毒。（宁原）治痘毒，利肿胀。（时珍）

【发明】[时珍曰]绿豆肉平皮寒，解金石、砒霜、草木一切诸毒，宜连皮生研水服。按：《夷坚志》云：有人服附子酒多，头肿如斗、唇裂血流。急求绿豆、黑豆各数合嚼食，并煎汤饮之，乃解也。

【附方】

防痘入眼：用绿豆七粒，令儿自投井中，频视七遍，乃还。

小儿丹肿：绿豆五钱，大黄二钱，为末，用生薄荷汁入蜜调涂。（《全幼心鉴》）

赤痢不止：以大麻子，水研滤汁，煮绿豆食之，极效。粥食亦可。（《必效方》）

老人淋痛：青豆二升，橘皮二两，煮豆粥，下麻子汁一升。空心渐食之，并饮其汁，甚验。（《养老书》）

消渴饮水：绿豆煮汁，并作粥食。（《普济方》）

心气疼痛：绿豆廿一粒，胡椒十四粒。同研，白汤调服即止。

多食易饥：绿豆、黄麦、糯米各一升，炒熟磨粉。每以白汤服一杯，三五日见效。

绿豆粉

【气味】甘，凉、平，无毒。

【主治】解诸热，益气，解酒食诸毒，治发背痈疽疮肿，及汤火伤灼。（吴瑞）痘疮湿烂不结痂疕者，干扑之良。（宁原）新水调服，治霍乱转筋，解诸药毒死，心头尚温者。（时珍）解菰菌、砒毒。（汪颖）

【发明】[时珍曰]绿豆色绿，小豆之属木者也，通于厥阴、阳明。其性稍平，消肿治痘之功虽同赤豆，而压热解毒之力过之。且益气，厚肠胃，通经脉，无久服枯人之忌。但以作凉粉，造豆酒，或偏于冷，或偏于热，能致人病，皆人所为，非豆之咎也。豆粉须以绿色粘腻者为真。外科治痈疽有内托护心散，极言其神效，丹溪朱氏有论发挥。

【附方】

疮气呕吐：绿豆粉三钱，干胭脂半钱，研匀。新汲水调下，一服立止。（《普济》）

解烧酒毒：绿豆粉荡皮，多食之即解。

打扑损伤：用绿豆粉新铫炒紫，新汲井水调傅，以杉木皮缚定，其效如神。此汀人陈氏梦传之方。（《澹寮方》）

外肾生疮：绿豆粉、蚯蚓粪等分。研涂之。

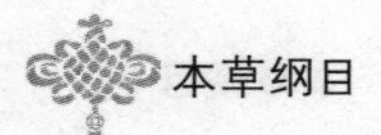

暑月痱疮：绿豆粉二两，滑石一两，和匀扑之。一加蛤粉二两。（《简易方》）

一切肿毒：初起。用绿豆粉炒黄黑色，猪牙皂荚一两，为末，用米醋调敷之。皮破者油调之。（邵真人《经验方》）

豆皮

【气味】甘，寒，无毒。

【主治】解热毒，退目翳。（时珍）

【附方】

通神散：治癍痘目生翳。绿豆皮、白菊花、谷精草等分，为末。每用一钱，以干柿饼一枚，粟米泔一盏，同煮干。食柿，日三服。浅者五七日见效，远者半月见效。（《直指方》）

豆荚

【主治】赤痢经年不愈，蒸熟，随意食之良。（时珍，出《普济》）

豆花

【主治】解酒毒。（时珍）

豆芽

【气味】甘，平，无毒。

【主治】解酒毒热毒，利三焦。（时珍）

【发明】[时珍曰]诸豆生芽皆腥韧不堪，惟此豆之芽白美独异。今人视为寻常，而古人未知者也。但受湿热郁浥之气，故颇发疮动气，与绿豆之性稍有不同。

豆叶

【主治】霍乱吐下，绞汁和醋少许，温服。（《开宝》）

豌豆

【释名】胡豆、戎菽、回鹘豆、毕豆、青小豆、青斑豆、麻累。

【集解】[时珍曰]豌豆种出西胡，今北土甚多。八九月下种，苗生柔弱如蔓，有须。叶似蒺藜叶，两两对生，嫩时可食。三四月开小花如蛾形，淡紫色。结荚长寸许，子圆如药丸，亦似甘草子。出胡地者大如杏仁。煮、炒皆佳，磨粉面甚白细腻。百谷之中，最为先登。又有野豌豆，粒小不堪，惟苗可茹，名翘摇，见菜部。

【气味】甘，平，无毒。

【主治】消渴，淡煮食之，良。（藏器）治寒热热中，除吐逆，止泄痢澼下，利小便、腹胀满。（思邈）调营卫，益中平气。煮食，下乳汁。可作酱用。（瑞）煮饮，杀鬼毒心病，解乳石毒发。研末，涂痈肿痘疮。作澡豆，去䵟黵，令人面光泽。（时珍）

【发明】[时珍曰] 豌豆属土，故其所主病多系脾胃。元时饮膳，每用此豆捣去皮，同羊肉治食，云补中益气。今为日用之物，而唐、宋本草见遗，可谓缺典矣。《千金》《外台》洗面澡豆方，盛用毕豆面，亦取其白腻耳。

【附方】

四圣丹：治小儿痘中有疔，或紫黑而大，或黑坏而臭，或中有黑线，此症十死八九，惟牛都御史得秘传此方点之最妙。用豌豆四十九粒烧存性，头发灰三分，真珠十四粒炒研为末，以油燕脂同杵成膏。先以簪挑疔破，咂去恶血，以少许点之，即时变红活色。

服石毒发：胡豆半升捣研，以水八合绞汁饮之，即愈。（《外台》）

霍乱吐利：豌豆三合，香菜三两，为末，水三盏，煎一盏，分二服。（《圣惠》）

蚕豆

【释名】胡豆。

【集解】[时珍曰] 蚕豆南土种之，蜀中尤多。八月下种，冬生嫩苗可茹。方茎中空。叶状如匙头，本圆末尖，面绿背白，柔厚，一枝三叶。二月开花如蛾状，紫白色，又如豇豆花。结角连缀如大豆，颇似蚕形。蜀人收其子以备荒歉。

【气味】甘、微辛，平，无毒。

【主治】快胃，和脏腑。（汪颖）

【发明】[时珍曰] 蚕豆本草失载。万表《积善堂方》言：一女子误吞针入腹，诸医不能治。一人教令煮蚕豆同韭菜食之，针自大便同出。此亦可验其性之利脏腑也。

苗

【气味】苦、微甘，温。

【主治】酒醉不省，油盐炒熟，煮汤灌之，效。（颖）

豇豆

【释名】䜶䝈。

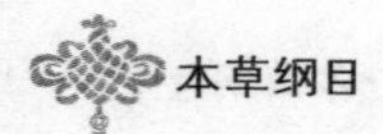

【集解】[时珍曰]豇豆处处三四月种之。一种蔓长丈余，一种蔓短。其叶俱本大末尖，嫩时可茹。其花有红、白二色。荚有白、红、紫、赤、斑驳数色，长者至二尺，嫩时充菜，老则收子。此豆可菜、可果、可谷，备用最多，乃豆中之上品，而本草失收，何哉?

【气味】甘、咸，平，无毒。

【主治】理中益气，补肾健胃，和五脏，调营卫，生精髓，止消渴，吐逆泄痢，小便数，解鼠莽毒。(时珍)

【发明】[时珍曰]豇豆开花结荚，必两两并垂，有习坎之义。豆子微曲，如人肾形，所谓豆为肾谷者，宜以此当之。昔卢廉夫教人补肾气，每日空心煮豇豆，入少盐食之，盖得此理。与诸疾无禁，但水肿忌补肾，不宜多食耳。又《袖珍方》云：中鼠莽毒者，以豇豆煮汁饮即解。欲试者，先刈鼠莽苗，以汁泼之，便根烂不生。此则物理然也。

豆腐

【集解】[时珍曰]豆腐之法，始于汉淮南王刘安。凡黑豆、黄豆及白豆、泥豆、豌豆、绿豆之类，皆可为之。造法：水浸硙碎，滤去滓，煎成，以盐卤汁或山矾叶或酸浆、醋淀就釜收之。又有入缸内，以石膏末收者。大抵得咸、苦、酸、辛之物，皆可收敛尔。其面上凝结者，揭取晾干，名豆腐皮，入馔甚佳也。

【气味】甘、咸，寒，有小毒。

【主治】宽中益气，和脾胃，消胀满，下大肠浊气。(宁原)清热散血。(时珍)

【附方】

休息久痢：白豆腐，醋煎食之，即愈。(《普济方》)

赤眼肿痛：有数种，皆肝热血凝也。用消风热药服之。夜用盐收豆腐片贴之，酸浆者勿用。(《证治要诀》)

杖疮青肿：豆腐切片贴之，频易。一法：以烧酒煮贴之，色红即易，不红乃已。(《拔萃方》)

烧酒醉死：心头热者。用热豆腐细切片，遍身贴之，贴冷即换之，苏省乃止。

饴糖

【释名】饧。

【集解】[时珍曰]饴饧用麦蘖或谷芽同诸米熬煎而成，古人寒食多食饧，故医方亦收用之。

【气味】甘，大温，无毒。

【主治】补虚乏，止渴去血。(《别录》)补虚冷，益气力，止肠鸣咽痛，治唾血，消痰润肺止嗽。(思邈)健脾胃，补中，治吐血。打损瘀血者，熬焦酒服，能下恶血。又伤寒大毒嗽，于蔓菁、薤汁中煮一沸，顿服之，良。(孟诜)脾弱不思食人少用，能和胃气。亦用和药。(寇宗奭)解附子、草乌头毒。(时珍)

【发明】[时珍曰]《集异记》云：邢曹进，河朔健将也。为飞矢中目，拔矢而镞留于中，钳之不动，痛困俟死。忽梦胡僧令以米汁注之必愈。广询于人，无悟者。一日一僧丐食，肖所梦者。叩之。僧云：但以寒食饧点之。如法用之，应手清凉，顿减酸楚。至夜疮痒，用力一钳而出。旬日而瘥。

【附方】

老人烦渴：寒食大麦一升，水七升，煎五升，入赤饧二合，渴即饮之。(《奉亲书》)

蛟龙癥病：凡人正二月食芹菜，误食蛟龙精者，为蛟龙病，发则似痫，面色青黄。每服寒食饧五合，日三服。吐出蛟龙，有两头可验。吐蛔者勿用。(《金匮要略》)

鱼脐疔疮：寒食饧涂之，良。干者烧灰。(《千金方》)

瘭疽毒疮：腊月饴糖，昼夜涂之，数日则愈。(《千金方》)

误吞稻芒：白饧频食。(《简便方》)

鱼骨骾咽：不能出。用饴糖丸鸡子黄大吞之。不下再吞。(《肘后》)

酱

【释名】[时珍曰]按：刘熙《释名》云：酱者，将也。能制食物之毒，如将之平暴恶也。

【集解】[时珍曰]面酱有大麦、小麦、甜酱、麸酱之属，豆酱有大豆、小豆、豌豆及豆油之属。豆油法：用大豆三斗，水煮糜，以面二十四斤，拌罨成黄。每十斤，入盐八斤，井水四十斤，搅晒成油收取之。大豆酱法：用豆炒磨成粉，一斗入面三斗和匀，切片罨黄，晒之。每十斤入盐五斤，井水淹过，晒成收之。小豆酱法：用豆磨净，和面罨黄，次年再磨。每十斤，入盐五斤，以腊水淹过，晒成收之。豌豆酱法：用豆水浸，蒸软晒干去皮。每一斗入小麦一斗，磨面和切，蒸过盦黄，晒干。每十斤入盐五斤，水二十斤，晒成收之。麸酱法：用小麦麸蒸熟罨黄，晒干磨碎。每十斤入盐三斤，熟汤二十斤，晒成收之。甜面酱：用小麦面和剂，切片蒸熟，盦黄晒簸。每十斤入盐三斤，熟水二十斤，晒成收之。小麦面酱：用生面水和，布包踏饼罨黄晒松。每十斤入盐五斤，水二十斤，晒成收之。大麦酱用黑豆一斗炒熟，水浸半日，同煮烂，以大麦面二十斤拌匀，筛下面，用煮豆汁和剂，切片蒸熟，罨黄晒捣。每一斗入盐二斤，井水八斤，晒成黑甜而汁清。又有麻滓酱：用麻枯饼捣蒸，以面和匀罨黄如常，用盐水晒成，色味甘美也。

【气味】咸，冷利，无毒。

【主治】除热，止烦满，杀百药及热汤火毒。（《别录》）杀一切鱼、肉、菜蔬、蕈毒，并治蛇、虫、蜂、虿等毒。（《日华》）酱汁灌入下部，治大便不通。灌耳中，治飞蛾、虫、蚁入耳。涂猘犬咬及汤、火伤灼未成疮者，有效。又中砒毒，调水服即解。（《出时珍方》）

【发明】[时珍曰] 不得酱不食，亦兼取其杀饮食百药之毒也。

【附方】

手指掣痛：酱清和蜜，温热浸之，愈乃止。（《千金》）

疬疡风驳：酱清和石硫黄细末，日日揩之。（《外台秘要》）

妊娠下血：豆酱二升，去汁取豆，炒研。酒服方寸匕，日三。（《古今录验》）

妊娠尿血：豆酱一大盏熬干，生地黄二两，为末。每服一钱，米饮下。（《曾济方》）

解轻粉毒：服轻粉口破者。以三年陈酱化水，频漱之。（《濒湖集简方》）

醋

【释名】酢、醯、苦酒。

【集解】[时珍曰] 米醋：三伏时用仓米一斗，淘净蒸饭，摊冷盦黄，晒簸，水淋净。别以仓米二斗蒸饭，和匀入瓮，以水淹过，密封暖处，三七日成矣。糯米醋：秋社日，用糯米一斗淘蒸，用六月六日造成小麦大麴和匀，用水二斗，入瓮封酿，三七日成矣。粟米醋：用陈粟米一斗，淘浸七日，再蒸淘熟，入瓮密封，日夕搅之，七日成矣。小麦醋：用小麦水浸三日，蒸熟盦黄，入瓮水淹，七七日成矣。大麦醋：用大麦米一斗，水浸蒸饭，盦黄晒干，水淋过，再以麦饭二斗和匀，入水封闭，三七日成矣。饧醋：用饧一斤，水三升煎化，入白麹末二两，瓶封晒成。其余糟、糠等醋，皆不入药，不能尽纪也。

米醋

【气味】酸、苦，温，无毒。

【主治】消痈肿，散水气，杀邪毒。（《别录》）理诸药，消毒。（扁鹊）治产后血运，除癥块坚积，消食，杀恶毒，破结气，心中酸水痰饮。（藏器）下气除烦，治妇人心痛血气，并产后及伤损金疮出血昏运，杀一切鱼、肉、菜毒。（《日华》）醋磨青木香，止卒心痛、血气痛。浸黄檗含之，治口疮。调大黄末，涂肿毒。煎生大黄服，治痃癖甚良。（孟诜）散瘀血，治黄疸、黄汗。

【附方】

身体卒肿：醋和蚯蚓屎傅之。（《千金》）

木舌肿强：糖醋时时含漱。（《普济方》）

牙齿疼痛：米醋一升，煮枸杞白皮一升，取半升，含漱即瘥。（《肘后方》）

鼻中出血：酢和胡粉半枣许服。又法：用醋和土，涂阴囊，干即易之。（《千金方》）

面䵟雀卵：苦酒渍术，常常拭之。（《肘后方》）

蝎刺螫人：酢磨附子汁傅之。（《食医心镜》）

蜈蚣咬毒：醋磨生铁傅之。（《箧中方》）

蜘蛛咬毒：同上方。

蠼螋尿疮：以醋和胡粉傅之。（《千金方》）

诸虫入耳：凡百节、蚰蜒、蚁入耳，以苦酒注入，起行即出。（钱相公《箧中方》）

乳痈坚硬：以罐盛醋，烧热石投之二次，温渍之。冷则更烧石投之，不过三次即愈。（《千金》）

酒

【释名】[时珍曰]按：许氏《说文》云：酒，就也。所以就人之善恶也。一说：酒字篆文，象酒在卣中之状。

【集解】[时珍曰]东阳酒即金华酒，古兰陵也，李太白诗所谓“兰陵美酒郁金香”即此，常饮入药俱良。山西襄陵酒、蓟州薏苡酒皆清烈，但麹中亦有药物。黄酒有灰。秦、蜀有咂嘛酒，用稻、麦、黍、秫、药麹，小罂封酿而成，以筒吸饮。谷气既杂，酒不清美，并不可入药。

米酒

【气味】苦、甘、辛，大热，有毒。

【主治】行药势，杀百邪恶毒气。（《别录》）通血脉，厚肠胃，润皮肤，散湿气，消忧发怒，宣言畅意。（藏器）养脾气，扶肝，除风下气。（孟诜）解马肉、桐油毒，丹石发动诸病，热饮之甚良。（时珍）

糟笋节中酒

【气味】咸，平，无毒。

【主治】饮之，主哕气呕逆，或加小儿乳及牛乳同服。又摩疬疡风。（藏器）

东阳酒

【气味】甘、辛，无毒。

【主治】用制诸药良。

【发明】[时珍曰]酒，天之美禄也。面麹之酒，少饮则和血行气，壮神御寒，消愁遣兴；痛饮则伤神耗血，损胃亡精，生痰动火。《邵尧夫诗》云：美酒饮教微醉后。此得饮酒之妙，所谓醉中趣、壶中天者也。若夫沉湎无度，醉以为常者，轻则致疾败行，甚则丧邦亡家而陨躯命，其害可胜言哉？此大禹所以疏仪狄，周公所以著酒诰，为世范戒也。

【附方】

蛇咬成疮：暖酒淋洗疮上，日三次。（《广利方》）

蜘蛛疮毒：同上方。

毒蜂螫人：方同上。

咽伤声破：酒一合，酥一匕，干姜末二匕，和服，日二次。（《十便良方》）

三十年耳聋：酒三升，渍牡荆子一升，七日去滓，任性饮之。（《千金方》）

下部痔疮：掘地作小坑，烧赤，以酒沃之，纳吴茱萸在内坐之。不过三度良。（《外台》）

断酒不饮：酒七升，朱砂半两，瓶浸紧封，安猪圈内，任猪摇动，七日取出，顿饮。又方：正月一日酒五升，淋碓头杵下，取饮之。（《千金方》）

丈夫脚冷：不随，不能行者。用淳酒三斗，水三斗，入瓮中，灰火温之，渍脚至膝。常着灰火，勿令冷，三日止。（《千金方》）

海水伤裂：凡人为海水咸物所伤，及风吹裂，痛不可忍。用蜜半斤，水酒三十斤，防风、当归、羌活、荆芥各二两为末，煎汤浴之。一夕即愈。（《使琉球录》）

【附诸药酒方】

[时珍曰]《本草》及诸书，并有治病酿酒诸方。今辑其简要者，以备参考。药品多者，不能尽录。

屠苏酒：陈延之《小品方》云：此华佗方也。元旦饮之，辟疫疠一切不正之气。造法：用赤木桂心七钱五分，防风一两，菝葜五钱，蜀椒、桔梗、大黄五钱七分，乌头二钱五分，赤小豆十四枚，以三角绛囊盛之，除夜悬井底，元旦取出置酒中，煎数沸。举家东向，从少至长，次第饮之。药滓还投井中，岁饮此水，一世无病。[时珍曰]苏魁，鬼名。此药屠割鬼爽，故名。或云，草庵名也。

逡巡酒：补虚益气，去一切风痹湿气。久服益寿耐老，好颜色。造法：三月三日收桃花三两三钱，五月五日收马蔺花五两五钱，六月六日收脂麻花六两六钱，九月九日收黄甘菊花九两九钱，阴干。十二月八日取腊水三斗。待春分，取桃仁四十九枚好者，去皮尖，白面十斤正，同前花和作麹，纸包四十九日。用时，白水一瓶，麹一丸，面一块，封良久成矣。如淡，再加一丸。

五加皮酒：去一切风湿痿痹，壮筋骨，填精髓。用五加皮洗刮去骨煎汁，和麹、米酿成，饮之。或切碎袋盛，浸酒煮饮。或加当归、牛膝、地榆诸药。

白杨皮酒：治风毒脚气，腹中痰癖如石。以白杨皮切片，浸酒起饮。

仙灵脾酒：治偏风不遂，强筋坚骨。仙灵脾一斤，袋盛，浸无灰酒二斗，密封三日，饮之。(《圣惠方》)

薏苡仁酒：去风湿，强筋骨，健脾胃。用绝好薏苡仁粉，同麹、米酿酒，或袋盛煮酒饮。

天门冬酒：润五脏，和血脉。久服除五劳七伤，癫痫恶疾。常令酒气相接，勿令大醉，忌生冷。十日当出风疹毒气，三十日乃已，五十日不知风吹也。冬月用天门冬去心煮汁，同麹、米酿成。初熟微酸，久乃味佳。(《千金》)

百灵藤酒：治诸风。百灵藤十斤，水一石，煎汁三斗，入糯米三斗，神麹九两，如常酿成。三五日，更炊一斗糯饭候冷投之，即熟。澄清日饮，以汗出为效。(《圣惠方》)

白石英酒：治风湿周痹，肢节中痛，及肾虚耳聋。用白石英、磁石煅醋淬七次各五两，绢袋盛，浸酒一升中，五六日，温饮。酒少更添之。(《圣济总录》)

地黄酒：补虚弱，壮筋骨，通血脉，治腹痛，变白发。用生肥地黄绞汁，

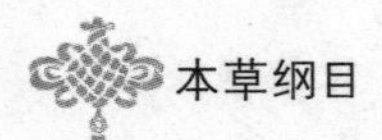

同麴、米封密器中。春夏三七日，秋冬五七日启之，中有绿汁，真精英也，宜先饮之，乃滤汁藏贮。加牛膝汁效更速，亦有加群药者。

牛膝酒：壮筋骨，治痿痹，补虚损，除久疟。用牛膝煎汁，和麴、米酿酒。或切碎，袋盛浸酒，煮饮。

当归酒：和血脉，坚筋骨，止诸痛，调经水。当归煎汁，或酿或浸，并如上法。

菖蒲酒：治三十六风，一十二痹，通血脉，治骨痿，久服耳目聪明。石菖蒲煎汁，或酿或浸，并如上法。

枸杞酒：补虚弱，益精气，去冷风，壮阳道，止目泪，健腰脚。用甘州枸杞子煮烂捣汁，和麴、米酿酒。或以子同生地黄袋盛，浸酒煮饮。

人参酒：补中益气，通治诸虚。用人参末，同麴、米酿酒。或袋盛浸酒煮饮。

茯苓酒：治头风虚眩，暖腰膝，主五劳七伤。用茯苓粉同麴、米酿酒，饮之。

菊花酒：治头风，明耳目，去痿痹，消百病。用甘菊花煎汁，同麴、米酿酒。或加地黄、当归、枸杞诸药亦佳。

黄精酒：壮筋骨，益精髓，变白发，治百病。用黄精、苍术各四斤，枸杞根、柏叶各五斤，天门冬三斤，煮汁一石，同麴十斤，糯米一石，如常酿酒饮。

桑椹酒：补五脏，明耳目。治水肿，不下则满，下之则虚，入腹则十无一活。用桑椹捣汁煎过，同麴、米如常酿酒饮。

术酒：治一切风湿筋骨诸病，驻颜色，耐寒暑。用术三十斤，去皮捣，以东流水三石，渍三十日，取汁，露一夜，浸麴、米酿成饮。

蜜酒：［孙真人曰］治风疹风癣。用沙蜜一斤，糯饭一升，面麴五两，熟水五升，同入瓶内，封七日成酒。寻常以蜜入酒代之，亦良。

蓼酒：久服聪明耳目，脾胃健壮。以蓼煎汁，和麴、米酿酒饮。

姜酒：［诜曰］治偏风，中恶疰忤，心腹冷痛。以姜浸酒，暖服一碗即止。一法：用姜汁和麴，造酒如常，服之佳。

葱豉酒：［诜曰］解烦热，补虚劳，治伤寒头痛寒热，及冷痢肠痛，解肌发汗。并以葱根、豆豉浸酒煮饮。

茴香酒：治卒肾气痛，偏坠牵引，及心腹痛。茴香浸酒煮饮之。舶茴尤妙。

缩砂酒：消食和中，下气，止心腹痛。砂仁炒研，袋盛浸酒，煮饮。

茵陈酒：治风疾，筋骨挛急。用茵陈蒿炙黄一斤，秫米一石，麴三斤，如常酿酒饮。

百部酒：治一切久近咳嗽。百部根切炒，袋盛浸酒，频频饮之。

海藻酒：治瘿气。海藻一斤，洗净浸酒，日夜细饮。

黄药酒：治诸瘿气。万州黄药切片，袋盛浸酒，煮饮。

仙茆酒：治精气虚寒，阳痿膝弱，腰痛痹缓，诸虚之病。用仙茆九蒸九晒，浸酒饮。

椒柏酒：元旦饮之，辟一切疫疠不正之气。除夕以椒三七粒，东向侧柏叶七枝，浸酒一瓶饮。

竹叶酒：治诸风热病，清心畅意。淡竹叶煎汁，如常酿酒饮。

槐枝酒：治大麻痿痹。槐枝煮汁，如常酿酒饮。

枳茹酒：治中风身直，口僻眼急。用枳壳刮茹，浸酒饮之。

牛蒡酒：治诸风毒，利腰脚。用牛蒡根切片，浸酒饮之。

巨胜酒：治风虚痹弱，腰膝疼痛。用巨胜子二升炒香，薏苡仁二升，生地黄半斤，袋盛浸酒饮。

麻仁酒：治骨髓风毒痛，不能动者。取大麻子中仁炒香，袋盛浸酒饮之。

桃皮酒：治水肿，利小便。桃皮煎汁，同秫米酿酒饮。

红麹酒：治腹中及产后瘀血。红麹浸酒煮饮。

神麹酒：治闪肭腰痛。神麹烧赤，淬酒饮之。

磁石酒：治肾虚耳聋。用磁石、木通、菖蒲等分，袋盛酒浸日饮。

蚕沙酒：治风缓顽痹，诸节不随，腹内宿痛。用原蚕沙炒黄，袋盛浸酒饮。

紫酒：治卒风，口偏不语，及角弓反张，烦乱欲死，及鼓胀不消。以鸡屎白一升炒焦，投酒中待紫色，去滓频饮。

豆淋酒：破血去风，治男子中风口㖞，阴毒腹痛，及小便尿血，妇人产后一切中风诸病。用黑豆炒焦，以酒淋之，温饮。

霹雳酒：治疝气偏坠，妇人崩中下血，胎产不下。以铁器烧赤，浸酒饮之。

戊戌酒：[诜曰]大补元阳。[颖曰]其性大热，阴虚人及无冷病人，不宜饮之。用黄狗肉一只煮糜，连汁和麹、米酿酒饮之。

羊羔酒：大补元气，健脾胃，益腰肾。宣和化成殿真方：用米一石，如常浸蒸，嫩肥羊肉七斤，麹十四两，杏仁一斤，同煮烂，连汁拌末，入木香一两同酿，勿犯水，十日熟，极甘滑。一法：羊肉五斤蒸烂，酒浸一宿，入消梨七个，同捣取汁，和麹、米酿酒饮之。

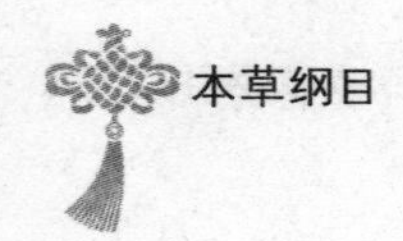

第五卷　菜部

韭

【释名】草钟乳、起阳草。

【集解】[时珍曰]韭丛生丰本，长叶青翠。可以根分，可以子种。其性内生，不得外长。叶高三寸便剪，剪忌日中。一岁不过五剪，收子者只可一剪。八月开花成丛，收取腌藏供馔，谓之长生韭，言剪而复生，久而不乏也。九月收子，其子黑色而扁，须风处阴干，勿令浥郁。北人至冬移根于土窖中，培以马屎，暖则即长，高可尺许，不见风日，其叶黄嫩，谓之韭黄，豪贵皆珍之。韭之为菜，可生可熟，可菹可久，乃菜中最有益者也。罗愿《尔雅翼》云：物久必变，故老韭为苋。

【气味】辛、微酸，温，涩，无毒。

【主治】归心，安五脏，除胃中热，利病人，可久食。(《别录》)叶：煮鲫鱼酢食，断卒下痢。根：入生发膏用。(弘景)根、叶：煮食，温中下气，补虚益阳，调和脏腑，令人能食，止泄血脓，腹中冷痛。生捣汁服，主胸痹骨痛不可触者，又解药毒，疗狂狗咬人数发者，亦涂诸蛇虺、蝎虿、恶虫毒。(藏器)煮食，充肺气，除心腹痼冷痃癖。捣汁服，治肥白人中风失音。(《日华》)煮食，归肾壮阳，止泄精，暖腰膝。(宁原)炸熟，以盐、醋空心吃十顿，治胸膈噎气。捣汁服，治胸痹刺痛如锥，即吐出胸中恶血甚验。又灌初生小儿，吐去恶水恶血，永无诸病。(诜)主吐血唾血，衄血尿血，妇人经脉逆行，打扑伤损及膈噎病。捣汁澄清，和童尿饮之，能消散胃脘瘀血，甚效。(震亨)饮生汁，主上气喘息欲绝，解肉脯毒。煮汁饮，止消渴盗汗。熏产妇血运，洗肠痔脱肛。(时珍)

【发明】[时珍曰]韭，叶热根温，功用相同。生则辛而散血，熟则甘而补中。入足厥阴经，乃肝之菜也。《素问》言心病宜食韭，《食鉴本草》言归肾，文虽异而理则相贯。盖心乃肝之子，肾乃肝之母，母能令子实，虚则补其母也。道家目为五荤之一，谓其能昏人神而动虚阳也。有一贫叟病噎膈，食入即吐，胸中刺痛。或令取韭汁，入盐、梅、卤汁少许，细呷，得入渐加，忽吐稠涎数升而愈。此亦仲景治胸痹用薤白，皆取其辛温能散胃脘痰饮恶血之义也。

【附方】

夜出盗汗：韭根四十九根，水二升，煮一升，顿服。（《千金方》）

消渴引饮：韭苗日用三五两，或炒或作羹，勿入盐，入酱无妨。吃至十斤即住，极效。过清明勿吃。有人病此，引饮无度，得此方而愈。（秦宪副方）

喉肿难食：韭一把，捣熬傅之。冷即易。（《千金方》）

水谷痢疾：韭叶作羹、粥、炸、炒，任食之，良。（《食医心镜》）

脱肛不收：生韭一斤切，以酥拌炒熟，绵裹作二包，更互熨之，以入为度。（《圣惠》）

痔疮作痛：用盆盛沸汤，以器盖之，留一孔。用洗净韭菜一把，泡汤中。乘热坐孔上，先熏后洗，数次自然脱体也。（《袖珍方》）

牙齿虫䘌：韭菜连根洗捣，同人家地板上泥和，傅痛处腮上，以纸盖住。一时取下，有细虫在泥上，可除根。又方：韭根十个，川椒二十粒，香油少许，以水桶上泥同捣，傅病牙颊上。良久有虫出，数次即愈也。

食物中毒：生韭汁服数升良。（《千金》）

韭子

【气味】辛、甘，温，无毒。

【主治】梦中泄精，溺白。（《别录》）暖腰膝，治鬼交，甚效。（《日华》）补肝及命门，治小便频数、遗尿，女人白淫、白带。（时珍）

【附方】

梦遗溺白：［藏器曰］韭子，每日空心生吞一二十粒，盐汤下。《圣惠》：治虚劳伤肾，梦中泄精。用韭子二两，微炒为末。食前温酒服二钱匕。

虚劳溺精：用新韭子二升（十月霜后采之），好酒八合渍一宿。以晴明日，童子向南捣一万杵。平旦温酒服方寸匕，日再服之。（《外台秘要》）

梦泄遗尿：韭子二升，稻米三升，水一斗七升，煮粥取汁六升，分三服。（《千金方》）

玉茎强中：玉茎强硬不痿，精流不住，时时如针刺，捏之则痛，其病名强中，乃肾滞漏疾也。用韭子、破故纸各一两，为末。每服三钱，水一盏，煎服。日三即住。（《夏子益奇方》）

腰脚无力：韭子一升拣净，蒸两炊久，暴干，簸去黑皮，炒黄捣粉。安息香二大两，水煮一二百沸，慢火炒赤色，和捣为丸梧子大。如干，入少蜜。每日空腹酒下三十丸。以饭三五匙压之，大佳。（崔元亮《海上方》）

女人带下：及男子肾虚冷，梦遗。用韭子七升，醋煮千沸，焙研末，炼蜜

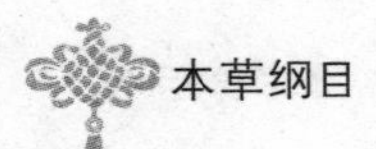

丸梧子大。每服三十丸，空心温酒下。（《千金方》）

烟熏虫牙：用瓦片煅红，安韭子数粒，清油数点，待烟起，以筒吸引至痛处。良久以温水漱，吐有小虫出为效。未尽再熏。（《救急易方》）

葱

【释名】芤、菜伯、和事草、鹿胎。

【集解】[时珍曰] 冬葱即慈葱，或名太官葱。谓其茎柔细而香，可以经冬，太官上供宜之，故有数名。汉葱一名木葱，其茎粗硬，故有木名。冬葱无子。汉葱春末开花成丛，青白色。其子味辛色黑，有皱纹，作三瓣状。收取阴干，勿令浥郁，可种可栽。

葱茎白

【气味】辛，平。叶：温。根须：平。并无毒。

【主治】作汤，治伤寒寒热，中风面目浮肿，能出汗。（《本经》）伤寒骨肉碎痛，喉痹不通，安胎，归目益目睛，除肝中邪气，安中利五脏，杀百药毒。根：治伤寒头痛。（《别录》）主天行时疾，头痛热狂，霍乱转筋，及奔豚气、脚气，心腹痛，目眩，止心迷闷。（大明）通关节，止衄血，利大小便。（孟诜）治阳明下痢、下血。（李杲）达表和里，止血。（宁原）除风湿，身痛麻痹，虫积心痛，止大人阳脱，阴毒腹痛，小儿盘肠内钓，妇人妊娠溺血，通乳汁，散乳痈，利耳鸣，涂猘犬伤，制蚯蚓毒。（时珍）杀一切鱼、肉毒。（士良）

【发明】[时珍曰] 葱乃释家五荤之一。生辛散，熟甘温，外实中空，肺之菜也，肺病宜食之。肺主气，外应皮毛，其合阳明。故所治之症多属太阴、阳明，皆取其发散通气之功，通气故能解毒及理血病。气者血之帅也，气通则血活矣。金疮磕损，折伤血出，疼痛不止者，王璆《百一选方》用葱白、砂糖等分研封之。云痛立止，更无痕瘢也。葱叶亦可用。又葱管吹盐入玉茎内，治小便不通及转脬危急者，极有捷效。余常用治数人得验。

【附方】

感冒风寒：初起。即用葱白一握，淡豆豉半合，泡汤服之，取汗。（《濒湖集简方》）

伤寒头痛：如破者。连须葱白半斤，生姜二两，水煮温服。（《活人书》）

时疾头痛：发热者。以连根葱白二十根，和米煮粥，入醋少许，热食取汗即解。（《济生秘览》）

数种伤寒：初起一二日，不能分别者，用上法取汗。

伤寒劳复：因交接者，腹痛卵肿。用葱白捣烂，苦酒一盏，和服之。（《千金方》）

风湿身痛：生葱擂烂，入香油数点，水煎，调川芎䓖、郁金末一钱服，取吐。（《丹溪心法》）

小儿秃疮：冷泔洗净，以羊角葱捣泥，入蜜和涂之，神效。（杨氏）

刺疮金疮：百治不效。葱煎浓汁渍之，甚良。

金疮瘀血：在腹者。大葱白二十枚，麻子三升，杵碎，水九升，煮一升半，顿服。当吐出脓血而愈。未尽再服。（并《千金方》）

叶

【主治】煨研，傅金疮水入皲肿。盐研，傅蛇、虫伤及中射工、溪毒。（《日华》）主水病足肿。（苏颂）利五脏，益目精，发黄疸。（思邈）

【发明】[时珍曰]按：张氏《经验方》云：金创折伤血出，用葱白连叶煨热，或锅烙炒热，捣烂傅之，冷即再易。石城尉戴尧臣，试马损大指，血出淋漓。余用此方，再易而痛止。翌日洗面，不见痕迹。宋推官、鲍县尹皆得此方，每有杀伤气未绝者，亟令用此，活人甚众。又凡人头目重闷疼痛，时珍每用葱叶插入鼻内二三寸并耳内，气通即便清爽也。

【附方】

水病足肿：葱茎叶煮汤渍之，日三五次妙。（韦宙《独行方》）

小便不通：葱白连叶捣烂，入蜜，合外肾上，即通。（《永类钤方》）

疮伤风水：肿疼。取葱青叶和干姜、黄檗等分，煮汤浸洗，立愈。（《食疗》）

蜘蛛咬疮：遍身生疮。青葱叶一茎去尖，入蚯蚓一条在内，待化成水，取点咬处即愈。（李绛《兵部手集》）

代指毒痛：取萎黄葱叶煮汁，热渍之。（《千金方》）

汁

【气味】辛，温，滑，无毒。

【主治】溺血，饮之。解藜芦及桂毒。（《别录》）散瘀血，止衄止痛，治头痛耳聋，消痔漏，解众药毒。（时珍）能消桂为水，化五石，仙方所用。（弘景）

【发明】[时珍曰]葱汁即葱涕，功同葱白。古方多用葱涎丸药，亦取其通散上焦风气也。《胜金方》：取汁入酒少许滴鼻中，治衄血不止，云即觉血从脑散下也。又唐瑶《经验方》，以葱汁和蜜少许服之，亦佳。云邻媪用此

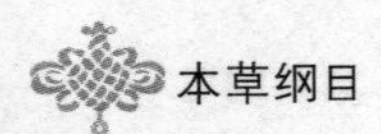

甚效，老仆试之亦验。二物同食害人，何以能治此疾？恐人脾胃不同，非甚急不可轻试也。

【附方】

金疮出血：不止。取葱炙热，挼汁涂之即止。（《梅师方》）

火焰丹毒：从头起者。生葱汁涂之。

痔瘘作痛：葱涎、白蜜和涂之，先以木鳖子煎汤熏洗，其冷如冰即效。一人苦此，早间用之，午刻即安也。（《唐仲举方》）

解钩吻毒：面青口噤欲死。以葱涕啖之，即解。（《千金》）

须

【主治】通气。（孟诜）疗饱食房劳，血渗入大肠，便血肠澼成痔，日干，研末，每服二钱，温酒下。（时珍）

【附方】

喉中肿塞：气不通者。葱须阴干为末，每用二钱，入蒲州胆矾末一钱，和匀。每用一字，吹之。（杜壬方）

花

【主治】心脾痛如锥刀刺，腹胀。用一升，同吴茱萸一升，水一大升八合，煎七合，去滓，分三服，立效。（颂，出崔元亮方）

实

【气味】辛，大温，无毒。

【主治】明目，补中气不足。（《本经》）温中益精。（《日华》）宜肺，归头。（思邈）

【附方】

眼暗补中：葱子半斤为末，每取一匙，水二升，煎汤一升半，去滓，入米煮粥食之。亦可为末，蜜丸梧子大，食后米汤服一二十丸，日三服。（《食医心镜》）

蒜

【释名】小蒜、茆蒜、荤菜。

【集解】[时珍曰]家蒜有二种：根茎俱小而瓣少，辣甚者，蒜也，小蒜也；根茎俱大而瓣多，辛而带甘者，葫也，大蒜也。按：孙炎《尔雅正义》云：帝登蒿山，遭莸芋毒，将死，得蒜啮食乃解，遂收植之，能杀腥膻虫鱼之毒。又孙愐《唐韵》云：张骞使西域，始得大蒜种归。据此则小蒜之种，自蒿移栽，从古已有。故《尔雅》以蒚为山蒜，所以别家蒜也。大蒜之种，自胡地移来，至汉始有。故《别录》以葫为大蒜，所以见中国之蒜小也。又王祯《农书》云：一种泽蒜，最易滋蔓，随劚随合。熟时采子，漫散种之。吴人调鼎多用此根作菹，更胜葱、韭也。按：此正《别录》所谓小蒜是也。其始自野泽移来，故有泽名，而寇氏误作宅字矣。诸家皆以野生山蒜、泽蒜解家莳之小蒜，皆失于详考。小蒜虽出于蒚，既经人力栽培，则性气不能不移。故不得不辨。

蒜

【气味】辛，温，有小毒。

【主治】归脾肾，主霍乱，腹中不安，消谷，理胃温中，除邪痹毒气。（《别录》）主溪毒。（弘景）下气，治蛊毒，傅蛇、虫、沙虱疮。（《日华》）涂丁肿甚良。（孟诜）

叶

【主治】心烦痛，解诸毒，小儿丹疹。（思邈）

【附方】

阴肿如刺：汗出者。小蒜一升，韭根一升，杨柳根二斤，酒三升，煎沸乘热熏之。（《永类方》）

小儿白秃：头上团团白色。以蒜切口揩之。（《子母秘录》）

蛇蝎螫人：小蒜捣汁服，以滓傅之。（《肘后》）

蜈蚣咬疮：嚼小蒜涂之，良。（《肘后方》）

蚰蜒入耳：小蒜洗净，捣汁滴之。未出再滴。（李绛《兵部手集》）

生姜

【释名】［时珍曰］按许慎《说文》，姜作彊，云御湿之菜也。王安石《字说》云：薑能彊御百邪，故谓之薑。

【集解】［时珍曰］姜宜原隰沙地。四月取母姜种之。五月生苗如初生嫩芦，而叶稍阔似竹叶，对生，叶亦辛香。秋社前后新芽顿长，如列指状，采食无筋，谓之子姜。秋分后者次之，霜后则老矣。性恶湿洳而畏日，故秋热则无姜。《吕氏春秋》云：和之美者，有杨朴之姜。杨朴地名，在西蜀。《春秋运斗枢》云：璇星散而为姜。

【气味】辛，微温，无毒。

【主治】久服去臭气，通神明。（《本经》）归五脏，除风邪寒热，伤寒头痛鼻塞，咳逆上气，止呕吐，去痰下气。(《别录》)去水气满，疗咳嗽时疾。和半夏，主心下急痛。又汁和杏仁作煎，下一切结气实，心胸拥隔冷热气，神效。捣汁和蜜服，治中热呕逆不能下食。(甄权)散烦闷，开胃气。汁作煎服，下一切结实，冲胸膈恶气，神验。(孟诜)破血调中，去冷气。汁，解药毒。(藏器)除壮热，治痰喘胀满，冷痢腹痛，转筋心满，去胸中臭气、狐臭，杀腹内长虫。(张鼎)益脾胃，散风寒。(元素)解菌蕈诸物毒。(吴瑞)生用发散，熟用和中。解食野禽中毒成喉痹。浸汁，点赤眼。捣汁和黄明胶熬，贴风湿痛甚妙。(时珍)

干生姜

【主治】治嗽温中，治胀满，霍乱不止，腹痛，冷痢，血闭。病人虚而冷，宜加之。(甄权)姜屑，和酒服，治偏风。(孟诜)肺经气分之药，能益肺。(好古)

【发明】[时珍曰]姜辛而不荤，去邪辟恶，生啖熟食，醋、酱、糟、盐，蜜煎调和，无不宜之。可蔬可和，可果可药，其利博矣。凡早行山行，宜含一块，不犯雾露清湿之气，及山岚不正之邪。案：方广《心法附余》云：凡中风、中暑、中气、中毒、中恶、干霍乱、一切卒暴之病，用姜汁与童尿服，立可解散。盖姜能开痰下气，童尿降火也。

【附方】

呕吐不止：生姜一两，醋浆七合，银器中煎取四合，连滓呷之。又杀腹内长虫。(《食医心镜》)

心痞呕哕：心下痞坚。生姜八两，水三升，煮一升。半夏五合洗，水五升，煮一升。二味同煮一升半，分再服。(《千金》)

反胃羸弱：《兵部手集》：用母姜二斤，捣汁作粥食。《传信适用方》：用生姜切片，麻油煎过为末，软柿蘸末嚼咽。

大便不通：生姜削如小指，长二寸，涂盐内下部，立通。(《外台》)

冷痢不止：生姜煨研为末，共干姜末等分，以醋和面作馄饨，先以水煮，又以清饮煮过，停冷，吞二七枚，以粥送下，日一度。(《食疗》)

消渴饮水：干生姜末一两，以鲫鱼胆汁和，丸梧子大。每服七丸，米饮下。(《圣惠》)

满口烂疮：生姜自然汁，频频漱吐。亦可为末擦之，甚效。

姜皮

【气味】辛，凉，无毒。

【主治】消浮肿腹胀痞满，和脾胃，去翳。（时珍）

【附方】

拔白换黑：刮老生姜皮一大升，于久用油腻锅内，不须洗刷，固济勿令通气。令精细人守之，文武火煎之，不得火急，自旦至夕即成矣，研为末。拔白后，先以小物点麻子大入孔中。或先点须下，然后拔之，以指捻入。三日后当生黑者，神效。李卿用之有验。（苏颂《图经本草》）

叶

【气味】辛，温，无毒。

【主治】食鲙成癥，捣汁饮，即消。（张机）

【附方】

打伤瘀血：姜叶一升，当归三两，为末。温酒服方寸匕，日三。（《范汪东阳方》）

胡萝卜

【释名】［时珍曰］元时始自胡地来，气味微似萝卜，故名。

【集解】［时珍曰］胡萝卜今北土、山东多莳之，淮、楚亦有种者。八月下种，生苗如邪蒿，肥茎有白毛，辛臭如蒿，不可食。冬月掘根，生、熟皆可啖，兼果、蔬之用。根有黄、赤二种，微带蒿气，长五六寸，大者盈握，状似鲜掘地黄及羊蹄根。三四月茎高二三尺，开碎白花，攒簇如伞状，似蛇床花。子亦如蛇床子，稍长而有毛，褐色，又如莳萝子，亦可调和食料。按：周定王《救荒本草》云：野胡萝卜苗、叶、花、实，皆同家胡萝卜，但根细小，味甘，生食、蒸食皆宜。花、子皆大于蛇床。又金幼孜《北征录》云：交河北有沙萝卜，根长二尺许，大者径寸，下支生小者如箸。其色黄白，气味辛而微苦，亦似萝卜气。此皆胡萝卜之类也。

根

【气味】甘、辛，微温，无毒。

【主治】下气补中，利胸膈肠胃，安五脏，令人健食，有益无损。（时珍）

子

【主治】久痢。（时珍）

白花菜

【释名】羊角菜。

【集解】[时珍曰]白花菜三月种之。柔茎延蔓，一枝五叶，叶大如拇指。秋间开小白花，长蕊。结小角，长二三寸。其子黑色而细，状如初眠蚕沙，不光泽。菜气膻臭，惟宜盐菹食之。

【气味】苦，辛，微毒。

【主治】下气。(汪颖)煎水洗痔，捣烂敷风湿痹痛，擂酒饮止疟。(时珍)

莴苣

【释名】莴菜、千金菜。

【集解】[时珍曰]莴苣正二月下种，最宜肥地。叶似白苣而尖，色稍青，折之有白汁粘手。四月抽薹，高三四尺。剥皮生食，味如胡瓜。糟食亦良。江东人盐晒压实，以备方物，谓之莴笋也。花、子并与白苣同。

菜

【气味】苦，冷，微毒。

【主治】利五脏，通经脉，开胸膈，功同白苣。(藏器)利气，坚筋骨，去口气，白齿牙，明眼目。(宁原)通乳汁，利小便，杀虫、蛇毒。(时珍)

【附方】

乳汁不通：莴苣菜煎酒服。(《海上方》)

小便不通：莴苣菜捣傅脐上即通。(《卫生易简方》)

小便尿血：同上方，甚效。(杨氏方)

沙虱水毒：莴苣菜捣汁涂之，良。(《肘后方》)

蚰蜒入耳：莴苣叶干者一分，雄黄一分，为末，糊丸枣核大。蘸生油塞耳中，引出。(《圣惠方》)

百虫入耳：莴苣捣汁滴入，自出也。(《圣济总录》)

子

【主治】下乳汁，通小便，治阴肿、痔漏下血、伤损作痛。(时珍)

【附方】

乳汁不行：莴苣子三十枚，研细酒服。又方：莴苣子一合，生甘草三钱，糯米、粳米各半合，煮粥频食之。

小便不通：莴苣子捣饼，贴脐中，即通。(《海上仙方》)

阴囊㿗肿：莴苣子一合捣末，水一盏，煎五沸，温服。

闪损腰痛：趁痛丸：用白莴苣子炒三两，白粟米炒一撮，乳香、没药、乌梅肉各半两，为末，炼蜜丸弹子大。每嚼一丸，热酒下。(《玉机微义》)

髭发不生：疖疮疤上不生髭发。先以竹刀刮损，以莴苣子拗猢狲姜末，频擦之。（《摘玄方》）

甘薯

【集解】［时珍曰］按：陈祈畅《异物志》云：甘薯出交广南方。民家以二月种，十月收之。其根似芋，亦有巨魁。大者如鹅卵，小者如鸡、鸭卵。剥去紫皮，肌肉正白如脂肪。南人用当米谷、果食，蒸炙皆香美。初时甚甜，经久得风稍淡也。又按：嵇含《草木状》云：甘薯，薯蓣之类，或云芋类也。根、叶亦如芋。根大如拳、瓯，蒸煮食之，味同薯蓣，性不甚冷。珠崖之不业耕者惟种此，蒸切晒收，以充粮糗，名薯粮。海中之人多寿，亦由不食五谷，而食甘薯故也。

【气味】甘，平，无毒。

【主治】补虚乏，益气力，健脾胃，强肾阴，功同薯蓣。（时珍）

百合

【释名】䪥、强瞿、蒜脑薯。

【集解】［时珍曰］百合一茎直上，四向生叶。叶似短竹叶，不似柳叶。五六月茎端开大白花，长五寸，六出，红蕊四垂向下，色亦不红。红者叶似柳，乃山丹也。百合结实略似马兜铃，其内子亦似之。其瓣种之，如种蒜法。山中者，宿根年年自生。未必尽是蚯蚓化成也。蚯蚓多处，不闻尽有百合，其说恐亦浪传耳。

根

【气味】甘，平，无毒。

【主治】邪气腹胀心痛，利大小便，补中益气。（《本经》）除浮肿胪胀，痞满寒热，通身疼痛，及乳难喉痹，止涕泪。（《别录》）百邪鬼魅，涕泣不止，除心下急满痛，治脚气热咳。（甄权）安心定胆益志，养五脏，治颠邪狂叫惊悸，产后血狂运，杀蛊毒气，胁痈乳痈发背诸疮肿。（大明）心急黄，宜蜜蒸食之。（孟诜）治百合病。（宗奭）温肺止嗽。（元素）

【发明】［时珍曰］按：王维诗云：冥搜到百合，真使当重肉。果堪止泪无，欲纵望江目。盖取《本草》百合止涕泪之说。

【附方】

肺病吐血：新百合捣汁，和水饮之。亦可煮食。（《卫生易简》）

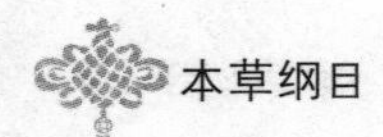

耳聋耳痛：干百合为末，温水服二钱，日二服。（《胜金方》）

拔白换黑：七月七日，取百合熟捣，用新瓷瓶盛之，密封挂门上，阴干百日。每拔去白者掺之，即生黑者也。（《便民图纂》）

疮肿不穿：野百合同盐捣泥，傅之良。（《应验方》）

天泡湿疮：生百合捣涂，一二日即安。（《濒湖集简方》）

鱼骨哽咽：百合五两研末，蜜水调围颈项包住，不过三五次即下。（《圣济》）

花

【主治】小儿天泡湿疮，暴干研末，菜子油涂，良。（时珍）

子

【主治】酒炒微赤，研末汤服，治肠风下血。（思邈）

竹笋

【释名】竹萌、竹芽、竹胎、竹子。

【集解】［时珍曰］晋·武昌戴凯之、宋·僧赞宁皆著《竹谱》，凡六十余种。其所产之地，发笋之时，各各不同。详见木部竹下。其笋亦有可食、不可食者。大抵北土鲜竹，惟秦、蜀、吴、楚以南则多有之。竹有雌雄，但看根上第一枝双生者，必雌也，乃有笋。土人于竹根行鞭时掘取嫩者，谓之鞭笋。江南、湖南人冬月掘大竹根下未出土者为冬笋，《东观汉记》谓之苞笋，并可鲜食，为珍品。其他则南人淡干者为玉版笋、明笋、火笋，盐曝者为盐笋，并可为蔬食也。按：赞宁云：凡食笋者譬如治药，得法则益人，反是则有损。采之宜避风日，见风则本坚，入水则肉硬，脱壳煮则失味，生着刃则失柔。煮之宜久，生必损人。苦笋宜久煮，干笋宜取汁为羹茹。蒸之最美，煨之亦佳。味莶者戟人咽，先以灰汤煮过，再煮乃良。或以薄荷数片同煮，亦去莶味。《诗》云：其蔌伊何，惟笋及蒲。《礼》云：加豆之实，笋菹鱼醢。则笋之为蔬，尚之久矣。

诸竹笋

【气味】甘，微寒，无毒。

【主治】消渴，利水道，益气，可久食。（《别录》）利膈下气，化热消痰爽胃。（宁原）

苦竹笋

【气味】苦、甘，寒。

【主治】不睡，去面目并舌上热黄，消渴，明目，解酒毒，除热气，健人。

（藏器）理心烦闷，益气力，利水道，下气化痰，理风热脚气，并蒸煮食之。（《心镜》）治出汗中风失音。（汪颖）干者烧研入盐，擦牙疳。（时珍）

【发明】[时珍曰]四川叙州、宜宾、长宁所出苦笋，彼人重之。宋•黄山谷有《苦笋赋》云：僰道苦笋，冠冕两川。甘脆惬当，小苦而成味；温润缜密，多啖而不痛。食肴以之启迪，酒客为之流涎。其许之也如此。

篁竹笋

【主治】消渴风热，益气力，消腹胀，蒸、煮、炒食皆宜。（宁原）

淡竹笋

【气味】甘，寒。

【主治】消痰，除热狂壮热，头痛头风，并妊妇头旋，颠仆惊悸，温疫迷闷，小儿惊痫天吊。（汪颖）

冬笋、筀笋

【气味】甘，寒。

【主治】小儿痘疹不出，煮粥食之，解毒，有发生之义。（汪颖）

桃竹笋

【气味】苦，有小毒。

【主治】六畜疮中蛆，捣碎纳之，蛆尽出。（藏器）

酸笋

【集解】[时珍曰]酸笋出粤南。顾玠《海槎录》云：简大如臂。摘至用沸汤泡去苦水，投冷井水中，浸二三日取出，缕如丝绳，醋煮可食。好事者携入中州，成罕物云。

【气味】酸，凉，无毒。

【主治】作汤食，止渴解酲，利膈。（时珍）

冬瓜

【释名】白瓜、水芝、地芝。

【集解】[时珍曰]冬瓜三月生苗引蔓，大叶团而有尖，茎叶皆有刺毛。六七月开黄花，结实大者径尺余，长三四尺，嫩时绿色有毛，老则苍色有粉，其皮坚厚，其肉肥白。其瓤谓之瓜练，白虚如絮，可以浣练衣服。其子谓之瓜犀，在瓤中成列。霜后取之，其肉可煮为茹，可蜜为果。其子仁亦可食。盖兼蔬、果之用。凡收瓜忌酒、漆、麝香及糯米，触之必烂。

白冬瓜

【气味】甘，微寒，无毒。

【主治】小腹水胀，利小便，止渴。（《别录》）捣汁服，止消渴烦闷，解毒。（弘景）益气耐老，除心胸满，去头面热。（孟诜）消热毒痈肿。切片摩痱子，甚良。（大明）利大小肠，压丹石毒。（苏颂）

【附方】

积热消渴：白瓜去皮，每食后吃三二两，五七度良。（孟诜《食疗》）

消渴不止：冬瓜一枚削皮，埋湿地中，一月取出，破开取清水日饮之。或烧熟绞汁饮之。（《圣济总录》）

消渴骨蒸：大冬瓜一枚去瓤，入黄连末填满，安瓮内，待瓜消尽，同研，丸梧子大。每服三四十丸，煎冬瓜汤下。（《经验》）

小儿渴利：冬瓜汁饮之。（《千金》）

小儿魃病：寒热如疳。用冬瓜、萹蓄各四两，水二升，煎汤浴之。（《千金方》）

婴孩寒热：冬瓜炮熟，绞汁饮。（《子母秘录》）

瓜练

【气味】甘，平，无毒。

【主治】绞汁服，止烦躁热渴，利小肠，治五淋，压丹石毒。（甄权）洗面澡身，去鼾黵，令人悦泽白皙。（时珍）

【附方】

消渴烦乱：冬瓜瓤干者一两，水煎饮。（《圣惠方》）

水肿烦渴：小便少者。冬瓜白瓤，水煎汁，淡饮之。（《圣济总录》）

白瓜子

【气味】甘，平，无毒。

【主治】令人悦泽好颜色，益气不饥。久服，轻身耐老。（《本经》）除烦满不乐。可作面脂。（《别录》）去皮肤风及黑鼾，润肌肤。（大明）治肠痈。（时珍）

【附方】

服食法：取冬瓜仁七升，以绢袋盛，投三沸汤中，须臾取曝干，如此三度，又与清苦酒渍之一宿，曝干为末，日服方寸匕。令人肥悦明目，延年不老。又法：取子三五升，去皮为丸，空心日服三十丸。令人白净如玉。（孟诜《食疗》）

消渴不止：小便多。用干冬瓜子、麦门冬、黄连各二两，水煎饮之。冬瓜苗叶俱治消渴，不拘新干。（《摘玄方》）

男子白浊：陈冬瓜仁炒为末，每空心米饮服五钱。（《救急易方》）

女子白带：方同上。

瓜皮

【主治】可作丸服，亦入面脂。（苏颂）主驴马汗入疮肿痛，阴干为末涂之。又主折伤损痛。（时珍）

【附方】

跌扑伤损：用干冬瓜皮一两，真牛皮胶一两，锉入锅内炒存性，研末。每服五钱，好酒热服。仍饮酒一瓯，厚盖取微汗。其痛即止，一宿如初，极效。（《摘玄方》）

损伤腰痛：冬瓜皮烧研，酒服一钱。（《生生编》）

叶

【主治】治肿毒，杀蜂，疗蜂叮。（大明）主消渴，疟疾寒热。又焙研，傅多年恶疮。（时珍）

【附方】

积热泻痢：冬瓜叶嫩心，拖面煎饼食之。（《海上名方》）

藤

【主治】烧灰，可出绣黥。煎汤，洗黑鼾并疮疥。（大明）捣汁服，解木耳毒。煎水，洗脱肛。烧灰，可淬铜、铁，伏砒石。（时珍）

南瓜

【集解】［时珍曰］南瓜种出南番，转入闽、浙，今燕京诸处亦有之矣。三月下种，宜沙沃地。四月生苗，引蔓甚繁，一蔓可延十余丈，节节有根，近地即着。其茎中空。其叶状如蜀葵而大如荷叶。八九月开黄花，如西瓜花。结瓜正圆，大如西瓜，皮上有棱如甜瓜。一本可结数十颗，其色或绿或黄或红。经霜收置暖处，可留至春。其子如冬瓜子。其肉厚色黄，不可生食，惟去皮瓤瀹食，味如山药。同猪肉煮食更良，亦可蜜煎。按：王祯《农书》云：浙中一种阴瓜，宜阴地种之。秋熟色黄如金，皮肤稍厚，可藏至春，食之如新。疑此即南瓜也。

【气味】甘，温，无毒。

【主治】补中益气。（时珍）

丝瓜

【释名】天丝瓜、天罗、布瓜、蛮瓜、鱼鰦。

【集解】[时珍曰]丝瓜，唐宋以前无闻，今南北皆有之，以为常蔬。二月下种，生苗引蔓，延树竹，或作棚架。其叶大于蜀葵而多丫尖，有细毛刺，取汁可染绿。其茎有棱。六七月开黄花，五出，微似胡瓜花，蕊瓣俱黄。其瓜大寸许，长一二尺，甚则三四尺，深绿色，有皱点，瓜头如鳖首。嫩时去皮，可烹可曝，点茶充蔬。老则大如杵，筋络缠纽如织成，经霜乃枯，惟可藉靴履，涤釜器，故村人呼为洗锅罗瓜。内有隔，子在隔中，状如栝楼子，黑色而扁。其花苞及嫩叶、卷须，皆可食也。

瓜

【气味】甘，平，无毒。

【主治】痘疮不快，枯者烧存性，入朱砂研末，蜜水调服，甚妙。（震亨）煮食，除热利肠。老者烧存性服，去风化痰，凉血解毒，杀虫，通经络，行血脉，下乳汁，治大小便下血，痔漏崩中，黄积，疝痛卵肿，血气作痛，痈疽疮肿，齿䘌，痘疹胎毒。（时珍）暖胃补阳，固气和胎。（《生生编》）

【发明】[时珍曰]丝瓜老者，筋络贯串，房隔联属。故能通人脉络脏腑，而去风解毒，消肿化痰，袪痛杀虫，及治诸血病也。

【附方】

乳汁不通：丝瓜连子烧存性研，酒服一二钱，被覆取汗即通。（《简便单方》）

腰痛不止：天罗布瓜子仁炒焦，擂酒热服，以渣炒热傅之。（熊氏《补遗》）

喉闭肿痛：天罗瓜研汁灌之。（《普济》）

化痰止嗽：天罗（即丝瓜）烧存性为末。枣肉和，丸弹子大。每服一丸，温酒化下。（《摄生众妙方》）

风气牙痛：百药不效者用此，大能去风，惟蛀牙不效。天罗（即生丝瓜）一个，擦盐火烧存性，研末频擦，涎尽即愈。腮肿，以水调贴之。马敏叔云：此乃严月轩家传屡效之方，一试即便可睡也。

小儿浮肿：天罗、灯草、葱白等分，煎浓汁服，并洗之。（《普济方》）

叶

【主治】癣疮，频挼掺之。疗痈疽丁肿卵癞。（时珍）

【附方】

阴子偏坠：丝瓜叶烧存性三钱，鸡子壳烧灰二钱，温酒调服。（余居士《选奇方》）

头疮生蛆：头皮内时有蛆出，以刀切破，挤丝瓜叶汁搽之。蛆出尽，绝根。（小山《怪证方》）

汤火伤灼：丝瓜叶焙研，入辰粉一钱，蜜调搽之。生者捣傅。一日即好也。（《海上名方》）

刀疮神药：古石灰、新石灰、丝瓜根叶（初种放两叶者）、韭菜根各等分，捣一千下作饼，阴干为末，擦之。止血定痛生肌，如神效。侍御苏海峰所传。（董炳《集验方》）

藤根

【气味】同叶。

【主治】齿䘌脑漏，杀虫解毒。（时珍）

【附方】

诸疮久溃：丝瓜老根熬水扫之，大凉即愈。（《应验方》）

喉风肿痛：丝瓜根，以瓦瓶盛水浸，饮之。（《海上名方》）

牙宣露痛：《海上妙方》：用丝瓜藤阴干，临时火煅存性，研搽即止，最妙。《惠生堂方》：用丝瓜藤一握，川椒一撮，灯心一把，水煎浓汁，漱吐，其痛立住如神。

咽喉骨鲠：七月七日，取丝瓜根阴干，烧存性。每服二钱，以原鲠物煮汤服之。（笔峰《杂兴》）

腰痛不止：丝瓜根烧存性，为末。每温酒服二钱，神效甚捷。（邓笔峰《杂兴》）

苦瓜

【释名】锦荔枝、癞葡萄。

【集解】［时珍曰］苦瓜原出南番，今闽、广皆种之。五月下子，生苗引蔓，茎叶卷须，并如葡萄而小。七八月开小黄花，五瓣如碗形。结瓜长者四五寸，短者二三寸，青色，皮上痱瘰如癞及荔枝壳状，熟则黄色自裂，内有红瓤裹子。瓤味甘可食。其子形扁如瓜子，亦有痱瘰。南人以青皮煮肉及盐酱充蔬，苦涩有青气。按：费信《星槎胜览》云：苏门答剌国一等瓜，皮若荔枝，未剖时甚臭如烂蒜，剖开如囊，味如酥，香甜可口。疑此即苦瓜也。

瓜

【气味】苦，寒，无毒。

【主治】除邪热，解劳乏，清心明目。（时珍《生生编》）

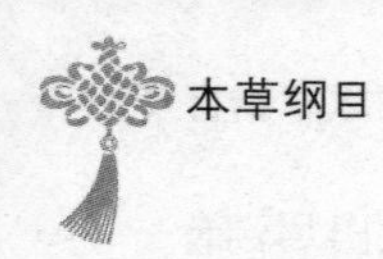

子

【气味】苦、甘，无毒。

【主治】益气壮阳。（时珍）

紫菜

【释名】紫荬。

【集解】［时珍曰］闽、越海边悉有之。大叶而薄。彼人挼成饼状，晒干货之，其色正紫，亦石衣之属也。

【气味】甘，寒，无毒。

【主治】热气烦塞咽喉，煮汁饮之。（孟诜）病瘿瘤脚气者，宜食之。（时珍）

【发明】［震亨曰］凡瘿结积块之疾，宜常食紫菜，乃咸能软坚之义。

木耳

【释名】木檽、木菌、木坳、树鸡、木蛾。

【集解】［时珍曰］木耳各木皆生，其良毒亦必随木性，不可不审。然今货者，亦多杂木，惟桑、柳、楮、榆之耳为多云。

【气味】甘，平，有小毒。

【主治】益气不饥，轻身强志。（《本经》）断谷治痔。（时珍）

【发明】［时珍曰］按：《生生编》云：柳蛾补胃，木耳衰精。言老柳之蛾能补胃理气。木耳乃朽木所生，得一阴之气，故有衰精冷肾之害也。

【附方】

眼流冷泪：木耳一两烧存性，木贼一两，为末。每服二钱，以清米泔煎服。（《惠济方》）

血注脚疮：桑耳、楮耳、牛屎菰各五钱，胎发灰（男用女，女用男）三钱，研末，油和涂之，或干涂之。（《奇效良方》）

新久泄痢：干木耳一两炒，鹿角胶二钱半炒，为末。每服三钱，温酒调下，日二。（《御药院方》）

血痢下血：木耳炒研五钱，酒服即可。亦用井花水服。或以水煮盐、醋食之，以汁送下。（《普济方》）

一切牙痛：木耳、荆芥等分，煎汤频漱。（《普济方》）

藿菌

【释名】藿芦。

【集解】[恭曰] 雚菌今出渤海芦苇泽中碱卤地，自然有此菌尔，非鹳屎所化生也。其菌色白轻虚，表里相似，与众菌不同。疗蛔有效。

【气味】咸，平，有小毒。

【主治】心痛，温中，去长虫白癣蛲虫，蛇螫毒，癥瘕诸虫。（《本经》）疽蜗，去蛔虫寸白，恶疮。（《别录》）除腹内冷痛，治白秃。（甄权）

【附方】

蛔虫攻心：如刺，吐清汁者。雚菌一两杵末，羊肉臛和食之，日一顿，大效。（《外台秘要》）

第六卷　果部

李

【释名】嘉庆子。

【集解】[时珍曰] 李，绿叶白花，树能耐久，其种近百。其子大者如杯如卵，小者如弹如樱。其味有甘、酸、苦、涩数种。其色有青、绿、紫、朱、黄、赤、缥绮、胭脂、青皮、紫灰之殊。其形有牛心、马肝、柰李、杏李、水李、离核、合核、无核、匾缝之异。其产有武陵、房陵诸李。早则麦李、御李，四月熟。迟则晚李、冬李，十月、十一月熟。又有季春李，冬花春实也。按：王祯《农书》云：北方一种御黄李，形大而肉厚核小，甘香而美。江南建宁一种均亭李，紫而肥大，味甘如蜜。有擘李，熟则自裂。有糕李，肥粘如糕。皆李之嘉美者也。今人用盐曝、糖藏、蜜煎为果，惟曝干白李有益。其法：夏李色黄时摘之，以盐挼去汁，合盐晒萎，去核复晒干，荐酒、作饤皆佳。

实

【气味】苦、酸，微温，无毒。

【主治】曝食，去痼热，调中。（《别录》）去骨节间劳热。（孟诜）肝病宜食之。（思邈）

核仁

【气味】苦，平，无毒。

【主治】僵仆踒折，瘀血骨痛。（《别录》）令人好颜色。（吴普）治女子少腹肿满。利小肠，下水气，除浮肿。（甄权）治面䵟黑子。（苏颂）

【附方】

女人面䵟：用李核仁去皮细研，以鸡子白和如稀饧涂之。至旦以浆水

洗去，后涂胡粉。不过五六日效。忌见风。（崔元亮《海上方》）

蝎虿螫痛：苦李仁嚼涂之，良。（《古今录验》）

根白皮

【气味】大寒，无毒。

【主治】消渴，止心烦逆奔豚气。（《别录》）治疮。（吴普）煎水含漱，治齿痛。（弘景）煎汁饮，主赤白痢。（大明）炙黄煎汤，日再饮之，治女人卒赤白下，有验。（孟诜）治小儿暴热，解丹毒。（时珍）苦李根皮：味咸，治脚下气，主热毒烦躁。煮汁服，止消渴。（甄权）

【附方】

小儿丹毒：从两股走及阴头。用李根烧为末，以田中流水和涂之。（《千金》）

咽喉卒塞：无药处，以皂角末吹鼻取嚏。仍以李树近根皮，磨水涂喉外，良验。（《菽园杂记》）

花

【气味】苦，香，无毒。

【主治】令人面泽，去粉滓皯䵟。（时珍）

【附方】

面黑粉滓：用李花、梨花、樱桃花、白蜀葵花、白莲花、红莲花、旋复花、秦椒各六两，桃花、木瓜花、丁香、沉香、青木香、钟乳粉各三两，珍珠、玉屑各二两，蜀水花一两，大豆末七合，为细末瓶收。每日盥靧，用洗手面，百日光洁如玉也。（《普济方》）

叶

【气味】甘、酸，平，无毒。

【主治】小儿壮热，痁疾惊痫，煎汤浴之，良。（大明）

【附方】

恶刺疮痛：李叶、枣叶捣汁点之，效。（《千金》）

树胶

【气味】苦，寒，无毒。

【主治】目翳，定痛消肿。（时珍）

杏

【释名】甜梅。

【集解】[时珍曰] 诸杏，叶皆圆而有尖，二月开红花，亦有千叶者，不结实。甘而有沙者为沙杏，黄而带酢者为梅杏，青而带黄者为柰杏。其金杏大如梨，黄如橘。《西京杂记》载蓬莱杏花五色，盖异种也。按：王祯《农书》云：北方肉杏甚佳，赤大而扁，谓之金刚拳。凡杏熟时，榨浓汁，涂盘中晒干，以手摩刮收之，可和水调麨食，亦五果为助之义也。

实

【气味】酸，热，有小毒。

【主治】曝脯食，止渴，去冷热毒。心之果，心病宜食之。（思邈）

核仁

【气味】甘（苦），温（冷利），有小毒。

【主治】咳逆上气雷鸣，喉痹，下气，产乳金疮，寒心奔豚。（《本经》）惊痫，心下烦热，风气往来，时行头痛，解肌，消心下急满痛，杀狗毒。（《别录》）解锡毒。（之才）治腹痹不通，发汗，主温病脚气，咳嗽上气喘促。入天门冬煎，润心肺。和酪作汤，润声气。（甄权）除肺热，治上焦风燥，利胸膈气逆，润大肠气秘。（元素）杀虫，治诸疮疥，消肿，去头面诸风气皶疱。（时珍）

【附方】

牙齿虫䘌：杏仁烧存性，研膏发裹，纳虫孔中。杀虫去风，其痛便止。重者不过再上。（《本草拾遗》）

牙龈痒痛：杏仁一百枚，去皮尖、两仁，以盐方寸匕，水一升，煮令汁出，含漱吐之。三度愈。（《千金方》）

风虫牙痛：杏仁针刺于灯上烧烟，乘热搭病牙上。又复烧搭七次。绝不疼，病牙逐时断落也。（《普济方》）

小儿咽肿：杏仁炒黑，研烂含咽。（《普济方》）

小儿头疮：杏仁烧研傅之。（《事林广记》）

蛆虫入耳：杏仁捣泥，取油滴入。非出则死。（《扶寿精方》）

花

【气味】苦，温，无毒。

【主治】补不足，女子伤中，寒热痹厥逆。（《别录》）

【附方】

妇人无子：二月丁亥日，取杏花、桃花阴干为末。戊子日和井华水服方寸匕，日三服。（《卫生易简方》）

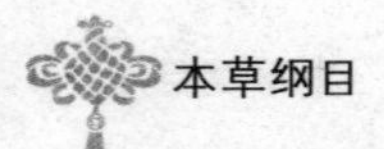

粉滓面皯：杏花、桃花各一升，东流水浸七日。洗面三七遍，极妙。（《圣济总录》）

叶

【主治】人卒肿满，身面洪大，煮浓汁热渍，亦少少服之。（《肘后》）

枝

【主治】堕伤，取一握，水一升煮减半，入酒三合和匀，分再服，大效。（苏颂）

【附方】

坠扑瘀血：在内，烦闷者。用东引杏树枝三两，细锉微熬，好酒二升煎十余沸，分二服。（《塞上方》）

根

【主治】食杏仁多，致迷乱将死，切碎煎汤服，即解。（时珍）

桃

【释名】[时珍曰] 桃性早花，易植而子繁，故字从木、兆。十亿曰兆，言其多也。或云从兆谐声也。

【集解】[时珍曰] 桃品甚多，易于栽种，且早结实。五年宜以刀劙其皮，出其脂液，则多延数年。其花有红、紫、白、千叶、二色之殊，其实有红桃、绯桃、碧桃、缃桃、白桃、乌桃、金桃、银桃、胭脂桃，皆以色名者也。有绵桃、油桃、御桃、方桃、匾桃、偏核桃，皆以形名者也。有五月早桃、十月冬桃、秋桃、霜桃，皆以时名者也。并可供食。惟山中毛桃，即《尔雅》所谓褫桃者，小而多毛，核粘味恶。其仁充满多脂，可入药用，盖外不足者内有余也。冬桃一名西王母桃，一名仙人桃，即昆仑桃，形如栝楼，表里彻赤，得霜始熟。方桃形微方。匾桃出南番，形匾肉涩，核状如盒，其仁甘美。番人珍之，名波淡树，树甚高大。偏核桃出波斯，形薄而尖，头偏，状如半月，其仁酷似新罗松子，可食，性热。又杨维桢、宋濂集中并载元朝御库蟠桃，核大如碗，以为神异。按：王子年《拾遗记》载：汉明帝时，常山献巨核桃，霜下始花，隆暑方熟。《玄中记》载：积石之桃，大如斗斛器。《酉阳杂俎》载：九疑有桃核，半扇可容米一升；及蜀后主有桃核杯，半扇容水五升，良久如酒味可饮。此皆桃之极大者。昔人谓桃为仙果，殆此类欤？生桃切片瀹过，曝干为脯，可充果食。又桃酢法：取烂熟桃纳瓮中，盖口七日，漉去皮核，密封二七日酢成，香美可食。《种树书》云：柿接桃则为金桃，李接桃则为李桃，梅接桃则脆。桃树生虫，煮猪头汁浇之即止。皆物性之微妙也。

实

【气味】辛、酸、甘，热，微毒。

【主治】作脯食，益颜色。（大明）肺之果，肺病宜食之。（思邈）

核仁

【气味】苦、甘，平，无毒。

【主治】瘀血血闭，癥瘕邪气，杀小虫。（《本经》）止咳逆上气，消心下坚硬，除卒暴击血，通月水，止心腹痛。（《别录》）治血结、血秘、血燥，通润大便，破畜血。（元素）杀三虫。又每夜嚼一枚和蜜，涂手、面良。（孟诜）主血滞风痹骨蒸，肝疟寒热，鬼注疼痛，产后血病。（时珍）

【附方】

延年去风：令人光润。用桃仁五合去皮，用粳米饭浆同研，绞汁令尽，温温洗面极妙。（《千金翼》）

上气咳嗽：胸满气喘。桃仁三两去皮尖，以水一大升研汁，和粳米二合煮粥食之。（《心镜》）

卒得咳嗽：桃仁三升去皮杵，着器中密封，蒸熟日干，绢袋盛，浸二斗酒中，七日可饮，日饮四五合。

桃毛

【气味】辛，平，微毒。

【主治】破血闭，下血瘕，寒热积聚，无子，带下诸疾。（《别录》）疗崩中，破癖气。（大明）治恶鬼邪气。（孟诜）

桃枭

【释名】桃奴、枭景、神桃。

【气味】苦，微温，有小毒。

【主治】杀百鬼精物。（《本经》）杀精魅五毒不祥，疗中恶腹痛。（《别录》）[颂曰] 胡洽治中恶毒气蛊疰有桃枭汤。治肺气腰痛，破血，疗心痛，酒磨暖服之。（大明）主吐血诸药不效，烧存性，研末，米汤调服，有验。（汪颖）治小儿虚汗，妇人妊娠下血，破伏梁结气，止邪疟。烧烟熏痔疮。烧黑油调，傅小儿头上肥疮软疖。（时珍）

【附方】

妊娠下血：不止。用桃枭烧存性研，水服取瘥。（葛洪方）

盗汗不止：树上干桃子一个，霜梅二个，葱根七个，灯心二茎，陈皮一

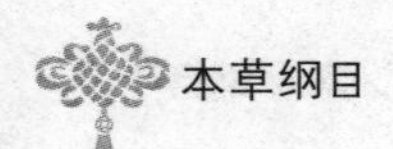

钱，稻根、大麦芽各一撮，水二钟，煎服。（《经验方》）

白秃头疮：干桃一两，黑豆一合，为末，腊猪脂调搽。（《圣惠》）

小儿头疮：树上干桃烧研，入腻粉，麻油调搽。（《圣惠》）

食桃成病：桃枭烧灰二钱，水服取吐即愈。陆光禄说有人食桃不消化作病时，于林间得槁桃烧服，登时吐出即愈，此以类相攻也。（张文仲《备急方》）

花

【气味】苦，平，无毒。

【主治】杀疰恶鬼，令人好颜色。（《本经》）悦泽人面，除水气，破石淋，利大小便，下三虫。（《别录》）消肿满，下恶气。（苏恭）治心腹痛及秃疮。（孟诜）利宿水痰饮积滞，治风狂。研末，傅头上肥疮，手足病疮。（时珍）

【附方】

大便艰难：桃花为末，水服方寸匕，即通。（《千金》）

产后秘塞：大、小便不通。用桃花、葵子、滑石、槟榔等分，为末。每空心葱白汤服二钱，即利。（《集验方》）

心腹积痛：三月三日采桃花晒干杵末，以水服二钱匕，良。（孟诜《食疗本草》）

面上粉刺：瘟子如米粉。用桃花、丹砂各三两为末。每服一钱，空心井水下，日三服。十日知，二十日小便当出黑汁，面色莹白也。（《圣惠方》）

令面光华：三月三日收桃花，七月七日收鸡血，和涂面上。三二日后脱下，则光华颜色也。（《圣济总录》）

叶

【气味】苦，平，无毒。

【主治】除尸虫，出疮中小虫。（《别录》）治恶气，小儿寒热客忤。（大明）疗伤寒、时气、风痹无汗，治头风，通大小便，止霍乱腹痛。（时珍）

【附方】

风袭项强：不得顾视。穿地作坑，煅赤，以水洒之令冷，铺生桃叶于内。卧席上，以项着坑上，蒸至汗出，良久即瘥。（《千金方》）

小儿伤寒：时气。用桃叶三两，水五升，煮十沸取汁，日五六遍淋之。后烧雄鼠粪二枚服之，妙。（《伤寒类要》）

二便不通：桃叶杵汁半升服。冬用桃皮。（孙真人方）

身面癣疮：日午捣桃叶，取汁搽之。（《千金》）

诸虫入耳：桃叶挼熟塞之。或捣汁滴之。或作枕，枕一夕自出。（《梅师方》）

茎及白皮

【气味】苦，平，无毒。

【主治】除邪鬼中恶腹痛，去胃中热。（《别录》）治疰忤心腹痛，解蛊毒，辟疫疠，疗黄疸身目如金，杀诸疮虫。（时珍）

【附方】

五痔作痛：桃根，水煎汁浸洗之，当有虫出。

小儿湿癣：桃树青皮为末，和醋频傅之。（《子母秘录》）

狂狗咬伤：桃白皮一握，水三升，煎一升服。（《梅师方》）

水肿尿短：桃皮三斤去内外皮，秫米一斗，女曲一升，以水二斗煮桃皮，取汁一斗，以一半渍曲，一半渍秫饭，如常酿成酒。每服一合，日三次，以体中有热为候。小便多是病去。忌生冷、一切毒物。（《圣济总录》）

牙疼颊肿：桃白皮、柳白皮、槐白皮等分，煎酒热漱。冷则吐之。（《圣惠方》）

小儿白秃：桃皮五两煎汁，入白面沐之，并服。（同上）

桃胶

【气味】苦，平，无毒。

【主治】炼服，保中不饥，忍风寒。（《别录》）下石淋，破血，治中恶疰忤。（苏恭）主恶鬼邪气。（孟诜）和血益气，治下痢，止痛。（时珍）

【发明】[时珍曰]按：《抱朴子》云：桃胶以桑灰汁渍过服之，除百病，数月断谷，久则晦夜有光如月。又《列仙传》云：高丘公服桃胶得仙。古方以桃胶为仙药，而后人不复用之，岂其功亦未必如是之殊耶？

【附方】

虚热作渴：桃胶如弹丸大，含之佳。（《外台》）

石淋作痛：桃木胶如枣大，夏以冷水三合，冬以汤三合，和服，日三服。当下石，石尽即止。（《古今录验》）

血淋作痛：桃胶（炒）、木通、石膏各一钱，水一盏，煎七分，食后服。（《杨氏家藏方》）

痘黡发搐：黑陷者。用桃胶煎汤饮之。或水熬成膏，酒化服之，大效。（《总微论》）

桃橛

【主治】卒心腹痛，鬼疰，破血，辟邪恶气胀满，煮汁服之，与桃符同功。

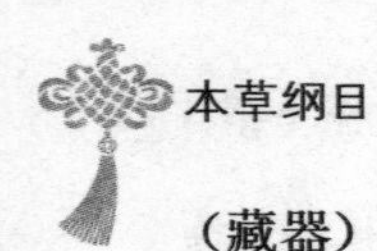

（藏器）

【附方】

风虫牙痛：门下桃橛烧取汁，少少纳孔中，以蜡固之。（《圣惠方》）

栗

【释名】［时珍曰］栗，说文作㮚，从卤（音条），象花实下垂之状也。梵书名笃迦。

【集解】［时珍曰］栗但可种成，不可移栽。按：《事类合璧》云：栗木高二三丈，苞生多刺如毛，每枝不下四五个苞，有青、黄、赤三色。中子或单或双，或三或四。其壳生黄熟紫，壳内有膜裹仁，九月霜降乃熟。其苞自裂而子坠者，乃可久藏，苞未裂者易腐也。其花作条，大如箸头，长四五寸，可以点灯。栗之大者为板栗，中心扁子为栗楔。稍小者为山栗。山栗之圆而末尖者为锥栗。圆小如橡子者为莘栗。小如指顶者为茅栗，即《尔雅》所谓栭栗也，一名栵栗，可炒食之。刘恂《岭表录》异云：广中无栗。惟勤州山中有石栗，一年方熟，圆如弹子，皮厚而味如胡桃。得非栗乃水果，不宜于炎方耶？

实

【气味】咸，温，无毒。

【主治】益气，厚肠胃，补肾气，令人耐饥。（《别录》）生食，治腰脚不遂。（思邈）疗筋骨断碎，肿痛瘀血，生嚼涂之，有效。（苏恭）

栗楔

【主治】筋骨风痛。（士良）活血尤效。每日生食七枚，破冷痃癖。又生嚼，罯恶刺，出箭头，傅瘰疬肿毒痛。（大明）

【发明】［时珍曰］栗于五果属水。水潦之年则栗不熟，类相应也。有人内寒，暴泄如注，令食煨栗二三十枚，顿愈。肾主大便，栗能通肾，于此可验。《经验后方》治肾虚腰脚无力，以袋盛生栗悬干，每旦吃十余颗，次吃猪肾粥助之，久必强健。盖风干之栗，胜于日曝，而火煨油炒，胜于煮蒸。仍须细嚼，连液吞咽，则有益。若顿食至饱，反致伤脾矣。按：苏子由诗云：老去自添腰脚病，山翁服栗旧传方。客来为说晨兴晚，三咽徐收白玉浆。此得食栗之诀也。王祯《农书》云：《史记》载秦饥，应侯请发五苑枣、栗。则本草栗厚肠胃、补肾气、令人耐饥之说，殆非虚语矣。

【附方】

小儿疳疮：生嚼栗子傅之。（《外台》）

小儿口疮：大栗煮熟，日日与食之，甚效。（《普济》）

衄血不止：宣州大栗七枚刺破，连皮烧存性，出火毒，入麝香少许研匀。每服二钱，温水下。（《圣济总录》）

金刃斧伤：用独壳大栗研傅，或仓卒嚼傅亦可。（《集简方》）

栗荴

【气味】甘，平，涩，无毒。

【主治】捣散，和蜜涂面，令光急去皱文。（苏恭）

【附方】

骨鲠在咽：栗子内薄皮烧存性，研末，吹入咽中即下。《圣济总录》：用栗子肉上皮半两为末，鲇鱼肝一个，乳香二钱半，同捣，丸梧子大。看鲠远近，以线系绵裹一丸，水润吞之，提线钓出也。

栗壳

【气味】同荴。

【主治】反胃消渴，煮汁饮之。（孟诜）煮汁饮，止泻血。（大明）

【附方】

鼻衄不止：累医不效。栗壳烧存性，研末，粥饮服二钱。（《圣惠方》）

毛球

【主治】煮汁，洗火丹毒肿。（苏恭）

花

【主治】瘰疬。（吴瑞）

树皮

【主治】煮汁，洗沙虱、溪毒。（苏恭）疗疮毒。（苏颂）治丹毒五色无常。剥皮有刺者，煎水洗之。（孟诜，出《肘后方》）

根

【主治】偏肾气，酒煎服之。（汪颖）

枣

【释名】[时珍曰] 按陆佃《埤雅》云：大曰枣，小曰棘。棘，酸枣也。枣性高，故重朿；棘性低，故并朿。朿音次。枣、棘皆有刺针，会意也。

【集解】[时珍曰] 枣木赤心有刺。四月生小叶，尖觥光泽。五月开小花，白色微青。南北皆有，惟青、晋所出者肥大甘美，入药为良。其类甚繁，《尔雅》所载之外，郭义恭《广志》有狗牙、鸡心、牛头、羊矢、猕猴、细腰、

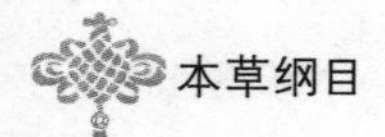

赤心、三星、骈白之名，又有木枣、氐枣、桂枣、夕枣、灌枣、墟枣、蒸枣、白枣、丹枣、棠枣，及安邑、信都诸枣。谷城紫枣长二寸，羊角枣长三寸。密云所出小枣，脆润核细，味亦甘美，皆可充果食，不堪入药。入药须用青州及晋地晒干大枣为良。按：贾思勰《齐民要术》云：凡枣全赤时，日日撼而收曝，则红皱。若半赤收者，肉未充满，干即色黄而皮皱。将赤收者，味亦不佳。《食经》作干枣法：须治净地，铺菰箔之类承枣，日晒夜露，择去胖烂，曝干收之。切而晒干者为枣脯。煮熟榨出者为枣膏，亦曰枣瓤。蒸熟者为胶枣，加以糖、蜜拌蒸则更甜；以麻油叶同蒸，则色更润泽。捣胶枣晒干者为枣油，其法取红软干枣入釜，以水仅淹平，煮沸漉出，砂盆研细，生布绞取汁，涂盘上晒干，其形如油，以手摩刮为末收之。每以一匙，投汤碗中，酸甜味足，即成美浆，用和米麨，最止饥渴、益脾胃也。卢谌《祭法》云：春祀用枣油。即此。

生枣

【气味】甘、辛，热，无毒。

大枣

【释名】干枣、美枣、良枣。

【气味】甘，平，无毒。

【主治】心腹邪气，安中，养脾气，平胃气，通九窍，助十二经，补少气、少津液、身中不足，大惊四肢重，和百药。久服轻身延年。（《本经》）补中益气，坚志强力，除烦闷，疗心下悬，除肠澼。久服不饥神仙。（《别录》）润心肺，止嗽，补五脏，治虚损，除肠胃癖气。和光粉烧，治疳痢。（大明）小儿患秋痢，与蛀枣食之良。（孟诜）杀乌头、附子、天雄毒。（之才）和阴阳，调荣卫，生津液。（李杲）

【附方】

耳聋鼻塞：不闻音声、香臭者。取大枣十五枚去皮核，蓖麻子三百枚去皮，和捣。绵裹塞耳、鼻，日一度。三十余日，闻声及香臭也。先治耳，后治鼻，不可并塞。（孟诜《食疗》）

久服香身：用大枣肉和桂心、白瓜仁、松树皮为丸，久服之。（《食疗本草》）

痔疮疼痛：大肥枣一枚剥去皮，取水银掌中，以唾研令极熟，傅枣瓤上，纳入下部良。（《外台》）

下部虫痒：蒸大枣取膏，以水银和捻，长三寸，以绵裹，夜纳下部中，明

日虫皆出也。(《肘后》)

卒急心疼:《海上方》诀云:一个乌梅二个枣,七枚杏仁一处捣。男酒女醋送下之,不害心疼直到老。

食椒闭气:京枣食之即解也。(《百一选方》)

叶

【气味】甘,温,微毒。

【主治】覆麻黄,能令出汗。(《本经》)和葛粉,揩热痱疮,良。(《别录》)治小儿壮热,煎汤浴之。(大明)

【附方】

小儿伤寒:五日已后热不退。用枣叶半握,麻黄半两,葱白、豆豉各一合,童子小便二钟,煎一钟,分二服,取汗。(《总录》)

反胃呕哕:干枣叶一两,藿香半两,丁香二钱半,每服二钱,姜三片,水一盏煎服。(《圣惠方》)

木心

【气味】甘,涩,温,有小毒。

【主治】中蛊腹痛,面目青黄,淋露骨立。锉取一斛,水淹三寸,煮至二斗澄清,煎五升。旦服五合,取吐即愈。又煎红水服之,能通经脉。(时珍,出《小品方》)

根

【主治】小儿赤丹从脚趺起,煎汤频浴之。(时珍,出《千金》)

【附方】

令发易长:取东行枣根三尺,横安甑上蒸之,两头汗出,收取傅发,即易长。(《圣惠方》)

皮

【主治】同老桑树皮,并取北向者,等分,烧研。每用一合,井水煎,澄取清,洗目。一月三洗,昏者复明。忌荤、酒、房事。(时珍)

梨

【释名】快果、果宗、玉乳、蜜父。

【集解】[时珍曰]梨树高二三丈,尖叶光腻有细齿,二月开白花如雪六出。上巳无风则结实必佳。故古语云:上巳有风梨有蠹,中秋无月蚌无胎。贾思勰言:梨核每颗有十余子,种之惟一二子生梨,余皆生杜,此亦一异也。杜即棠梨也。梨品甚多，必须棠梨、桑树接过者，则结子早而佳。梨有青、黄、红、紫四色。乳梨即雪梨，鹅梨即绵梨，消梨即香水梨也。俱为上品，可以治病。御儿梨即玉乳梨之讹。或云御儿一作语儿，地名也，在苏州嘉兴县，见《汉书注》。其他青皮、早谷、半斤、沙糜诸梨，皆粗涩不堪，止可蒸煮及切烘为脯尔。一种醋梨，易水煮熟，则甜美不损人也。昔人言梨，皆以常山真定、山阳钜野、梁国睢阳、齐国临淄、巨鹿、弘农、京兆、邺都、洛阳为称。盖好梨多产于北土，南方惟宣城者为胜。故司马迁《史记》云：淮北、荥南、河济之间，千株梨其人与千户侯等也。又魏文帝诏云：真定御梨大如拳，甘如蜜，脆如菱，可以解烦释悁。

实

【气味】甘、微酸，寒，无毒。

【主治】热嗽，止渴。切片贴汤火伤，止痛不烂。（苏恭）治客热，中风不语，治伤寒热发，解丹石热气、惊邪，利大小便。（《开宝》）除贼风，止心烦气喘热狂。作浆，吐风痰。（大明）卒暗风不语者，生捣汁频服。胸中痞塞热结者，宜多食之。（孟诜）润肺凉心，消痰降火，解疮毒、酒毒。（时珍）

【附方】

消渴饮水：用香水梨、或鹅梨、或江南雪梨皆可，取汁以蜜汤熬成瓶收。无时以热水或冷水调服，愈乃止。（《普济方》）

痰喘气急：梨剜空，纳小黑豆令满，留盖合住系定，糠火煨熟，捣作饼。每日食之，至效。（《摘玄》）

暗风失音：生梨捣汁一盏饮之，日再服。（《食疗本草》）

小儿风热：昏懵躁闷，不能食。用消梨三枚切破，以水二升，煮取汁一升，入粳米一合，煮粥食之。（《圣惠方》）

花

【主治】去面黑粉滓。（时珍。方见李花下）

叶

【主治】霍乱吐利不止，煮汁服。作煎，治风。（苏恭）治小儿寒疝。（苏颂）捣汁服，解中菌毒。（吴瑞）

【附方】

小儿寒疝：腹痛大汗出。用梨叶浓煎七合，分作数服，饮之大良。此徐王经验方也。（《图经本草》）

中水毒病：初起头痛恶寒，拘急心烦。用梨叶一把捣烂，以酒一盏搅

饮。(《箧中方》)

蠼螋尿疮：出黄水。用梨叶汁涂之，干即易。(《箧中方》)

食梨过伤：梨叶煎汁解之。(黄记)

木皮

【主治】解伤寒时气。(时珍)

【附方】

伤寒温疫：已发未发。用梨木皮、大甘草各一两，黄秫谷一合为末，锅底煤一钱。每服三钱，白汤下，日二服，取愈。此蔡医博方也。(黎居士《简易方》)

气积郁冒：人有气从脐左右起上冲，胸满气促，郁冒厥者。用梨木灰、伏出鸡卵壳中白皮、紫苑、麻黄去节，等分为末，糊丸梧子大。每服十丸，酒下。亦可为末服方寸匕，或煮汤服。(《总录》)

结气咳逆：三十年者服之亦瘥。方同上。

山楂

【释名】赤爪子、鼠楂、猴楂、茅楂、朹子、檕梅、羊梂、棠梂子、山里果。

【集解】[时珍曰]赤爪、棠梂、山楂，一物也。古方罕用，故《唐本》虽有赤爪，后人不知即此也。自丹溪朱氏始著山楂之功，而后遂为要药。其类有二种，皆生山中。一种小者，山人呼为棠朹子、茅楂、猴楂，可入药用。树高数尺，叶有五尖。桠间有刺。三月开五出小白花。实有赤、黄二色，肥者如小林檎，小者如指头，九月乃熟，小儿采而卖之。闽人取熟者去皮核，捣和糖、蜜，作为楂糕，以充果物。其核状如牵牛子，黑色甚坚。一种大者，山人呼为羊朹子。树高丈余，花叶皆同，但实稍大而色黄绿，皮涩肉虚为异尔。初甚酸涩，经霜乃可食。功应相同，而采药者不收。

实

【气味】酸，冷，无毒。

【主治】煮汁服，止水痢。沐头洗身，治疮痒。(《唐本》)煮汁洗漆疮，多瘥。(弘景)治腰痛有效。(苏颂)消食积，补脾，治小肠疝气，发小儿疮疹。(吴瑞)健胃，行结气。治妇人产后儿枕痛，恶露不尽，煎汁入沙糖服之，立效。(震亨)化饮食，消肉积癥瘕，痰饮痞满吞酸，滞血痛胀。(时珍)化血块气块，活血。(宁原)

【发明】[时珍曰]凡脾弱食物不克化，胸腹酸刺胀闷者，于每食后嚼二三

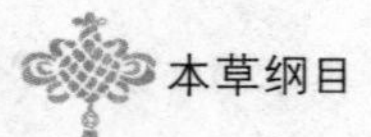

枚，绝佳。但不可多用，恐反克伐也。按：《物类相感志》言：煮老鸡、硬肉，入山楂数颗即易烂。则其消肉积之功，盖可推矣。珍邻家一小儿，因食积黄肿，腹胀如鼓。偶往羊杌树下，取食之至饱。归而大吐痰水，其病遂愈。羊杌乃山楂同类，医家不用而有此效，则其功应相同矣。

【附方】

偏坠疝气：山棠梂肉、茴香（炒）各一两为末，糊丸梧桐子大。每服一百丸，空心白汤下。（《卫生易简方》）

老人腰痛：及腿痛。用棠梂子、鹿茸（炙）等分为末，蜜丸梧子大。每服百丸，日二服。

肠风下血：用寒药、热药及脾弱药俱不效者。独用山里果（俗名酸枣，又名鼻涕团）干者为末，艾汤调下，应手即愈。（《百一选方》）

痘疹不快：干山楂为末，汤点服之，立出红活。又法：猴楂五个，酒煎入水，温服即出。（《危氏得效方》）

痘疮干黑：危困者。用棠梂子为末，紫草煎酒调服一钱。（《全幼心鉴》）

食肉不消：山楂肉四两，水煮食之，并饮其汁。（《简便方》）

核

【主治】吞之，化食磨积，治㿗疝。（时珍）

【附方】

难产：山楂核七七粒，百草霜为衣，酒吞下。（《海上方》）

橘

【释名】［时珍曰］橘从矞（音鹬），谐声也。

【集解】［时珍曰］橘、柚苏恭所说甚是。苏颂不知青橘即橘之未黄者，乃以为柚，误矣。夫橘、柚、柑三者相类而不同。橘实小，其瓣味微酢，其皮薄而红，味辛而苦。柑大于橘，其瓣味甘，其皮稍厚而黄，味辛而甘。柚大小皆如橙，其瓣味酢，其皮最厚而黄，味甘而不甚辛。如此分之，即不误矣。按：《事类合璧》云：橘树高丈许，枝多生刺。其叶两头尖，绿色光面，大寸余，长二寸许。四月着小白花，甚香。结实至冬黄熟，大者如杯，包中有瓣，瓣中有核也。宋韩彦直著《橘谱》三卷甚详，其略云：柑橘出苏州、台州，西出荆州，南出闽、广、抚州，皆不如温州者为上也。柑品有八，橘品十有四，多是接成。惟种成者，气味尤胜。黄橘扁小而多香雾，乃橘之上品也。朱橘小而色赤如火。绿橘绀碧可爱，不待霜后，色味已佳，隆冬采之，生意如新。乳橘状似乳柑，皮坚瓤多，味绝酸芳。塌橘状大而扁，外绿心红，瓣巨多液，经春乃甘美。包橘外薄内盈，其脉瓣隔皮可数。绵橘微小，极软美可爱，而不多结。沙橘细小甘美。油橘皮似油饰，中坚外黑，乃橘之下品也。早黄橘秋半已丹。冻橘八月开花，冬结春采。穿心橘实大皮光，而心虚可穿。荔枝橘出横阳，肤理皱密如荔子也。俗传橘下埋鼠，则结实加倍。故《物类相感志》曰：橘见尸而实繁。《涅槃经》云：如橘见鼠，其果实多。《周礼》言：橘逾淮而北，变为枳，地气然也。

橘实

【气味】甘、酸，温，无毒。

【主治】甘者润肺，酸者聚痰。（藏器）止消渴，开胃，除胸中膈气。（大明）

【发明】［时珍曰］橘皮下气消痰，其肉生痰聚饮，表里之异如此，凡物皆然。今人以蜜煎橘充果食甚佳，亦可酱菹也。

黄橘皮

【释名】红皮、陈皮。

【气味】苦、辛，温，无毒。

【主治】胸中瘕热逆气，利水谷。久服去臭，下气通神。（《本经》）下气，止呕咳，治气冲胸中，吐逆霍乱，疗脾不能消谷，止泄，除膀胱留热停水，五淋，利小便，去寸白虫。（《别录》）清痰涎，治上气咳嗽，开胃，主气痢，破癥瘕痃癖。（甄权）疗呕哕反胃嘈杂，时吐清水，痰痞痎疟，大肠闷塞，妇人乳痈。入食料，解鱼腥毒。（时珍）

【附方】

产后吹奶：陈皮一两，甘草一钱。水煎服，即散。

妇人乳痈：未成者即散，已成者即溃，痛不可忍者即不疼，神验不可云喻也。用真陈橘皮汤浸去白晒，面炒微黄，为末。每服二钱，麝香调酒下。初发者一服见效。名橘香散。

鱼骨鲠咽：橘皮常含，咽汁即下。（《圣惠方》）

嵌甲作痛：不能行履者。浓煎陈皮汤浸良久，甲肉自离，轻手剪去，以虎骨末傅之即安。（《医林集要》）

青橘皮

【气味】苦、辛，温，无毒。

【主治】气滞，下食，破积结及膈气。（颂）破坚癖，散滞气，去下焦诸湿，

治左胁肝经积气。（元素）治胸膈气逆，胁痛，小腹疝痛，消乳肿，疏肝胆，泻肺气。（时珍）

【发明】［时珍曰］青橘皮古无用者，至宋时医家始用之。其色青气烈，味苦而辛，治之以醋，所谓肝欲散，急食辛以散之，以酸泄之，以苦降之也。陈皮浮而升，入脾、肺气分。青皮沉而降，入肝、胆气分。一体二用，物理自然也。小儿消积多用青皮，最能发汗，有汗者不可用。说出杨仁斋《直指方》，人罕知之。

【附方】

疟疾寒热：青皮一两烧存性，研末。发前温酒服一钱，临时再服。（《圣惠方》）

伤寒呃逆：声闻四邻。四花青皮全者，研末。每服二钱，白汤下。（《医林集要》）

产后气逆：青橘皮为末，葱白、童子小便煎二钱服。（《经验后方》）

妇人乳癌：因久积忧郁，乳房内有核如指头，不痛不痒，五七年成痈，名乳癌，不可治也。用青皮四钱，水一盏半，煎一盏，徐徐服之，日一服。或用酒服。（《丹溪方》）

唇燥生疮：青皮烧研，猪脂调涂。

橘核

【气味】苦，平，无毒。

【主治】肾疰腰痛，膀胱气痛，肾冷。炒研，每温酒服一钱，或酒煎服之。（大明）治酒皶风鼻赤。炒研，每服一钱，胡桃肉一个，擂酒服，以知为度。（宗奭）小肠疝气及阴核肿痛。炒研五钱，老酒煎服，或酒糊丸服，甚效。（时珍）

【发明】［时珍曰］橘核入足厥阴，与青皮同功，故治腰痛㿗疝在下之病，不独取象于核也。《和剂局方》治诸疝痛及内㿗，卵肿偏坠，或硬如石，或肿至溃，有橘核丸，用之有效。品味颇多，详见本方。

【附方】

腰痛：橘核、杜仲各二两炒，研末。每服二钱，盐酒下。（《简便方》）

叶

【气味】苦，平，无毒。

【主治】导胸膈逆气，入厥阴，行肝气，消肿散毒，乳痈胁痛，用之行经。（震亨）

【附方】

肺痈：绿橘叶洗，捣绞汁一盏服之。吐出脓血即愈。（《经验良方》）

橙

【释名】金球、鹄壳。

【集解】[时珍曰]橙产南土，其实似柚而香，叶有两刻缺如两段，亦有一种气臭者。柚乃柑属之大者，早黄难留；橙乃橘属之大者，晚熟耐久。皆有大小二种。案：《事类合璧》云：橙树高枝，叶不甚类橘，亦有刺。其实大者如碗，颇似朱栾，经霜早熟，色黄皮厚，蹙衄如沸，香气馥郁。其皮可以熏衣，可以芼鲜，可以和菹醢，可以为酱齑，可以蜜煎，可以糖制为橙丁，可以蜜制为橙膏。嗅之则香，食之则美，诚佳果也。

【气味】酸，寒，无毒。

【主治】洗去酸汁，切和盐、蜜，煎成贮食，止恶心，能去胃中浮风恶气。（《开宝》）行风气，疗瘿气，发瘰疬，杀鱼、蟹毒。（士良）

皮

【气味】苦、辛，温，无毒。

【主治】作酱、醋香美，散肠胃恶气，消食下气，去胃中浮风气。（《开宝》）和盐贮食，止恶心，解酒病。（孟诜）糖作橙丁，甘美，消痰下气，利膈宽中，解酒。（时珍）

【附方】

香橙汤：宽中快气，消酒。用橙皮二斤切片，生姜五两切焙擂烂，入炙甘草末一两，檀香末半两，和作小饼。每嚼一饼，沸汤入盐送下。（《奇效良方》）

痔疮肿痛：隔年风干橙子，桶内烧烟熏之，神效。（《医方摘要》）

核

【主治】面皯粉刺，湿研，夜夜涂之。（时珍）

【附方】

闪挫腰痛：橙子核炒研，酒服三钱即愈。（《摄生方》）

柚

【释名】櫾、条、壶柑、臭橙、朱栾。

【集解】[时珍曰]柚，树、叶皆似橙。其实有大、小二种：小者如柑如橙；大者如瓜如升，有围及尺余者，亦橙之类也。今人呼为朱栾，形色圆正，都类柑、橙。但皮厚而粗，其味甘，其气臭，其瓣坚而酸恶不可食，其花甚香。南人种其核，长成以接柑、橘，云甚良也。盖橙乃橘属，故其皮皱厚而香，味苦而辛；柚乃柑属，故其皮粗厚而臭，味甘而辛。如此分柚与橙、橘自明矣。郭璞云：櫠，大柚也。实大如盏，皮厚二三寸，子似枳，食之少味。

【气味】酸，寒，无毒。

【主治】消食，解酒毒，治饮酒人口气，去肠胃中恶气，疗妊妇不思食口淡。（大明）

皮

【气味】甘、辛，平，无毒。

【主治】下气。宜食，不入药。（弘景）消食快膈，散愤懑之气，化痰。（时珍）

【附方】

痰气咳嗽：用香栾去核切，砂瓶内浸酒，封固一夜，煮烂，蜜拌匀，时时含咽。

叶

【主治】头风痛，同葱白捣，贴太阳穴。（时珍）

花

【主治】蒸麻油作香泽面脂，长发润燥。（时珍）

杨梅

【释名】杭子。

【集解】［时珍曰］杨梅树叶如龙眼及紫瑞香，冬月不凋。二月开花结实，形如楮实子，五月熟，有红、白、紫三种，红胜于白，紫胜于红，颗大而核细，盐藏、蜜渍、糖收皆佳。东方朔《林邑记》云：邑有杨梅，其大如杯碗，青时极酸，熟则如蜜。用以酿酒，号为梅香酎，甚珍重之。赞宁《物类相感志》云：桑上接杨梅则不酸。杨梅树生癞，以甘草钉钉之则无。皆物理之妙也。

实

【气味】酸、甘，温，无毒。

【主治】盐藏食，去痰止呕哕，消食下酒。干作屑，临饮酒时服方寸匕，止吐酒。（《开宝》）止渴，和五脏，能涤肠胃，除烦愦恶气。烧灰服，断下痢甚验。盐者常含一枚，咽汁，利五脏下气。（诜）

【附方】

下痢不止：杨梅烧研，每米饮服二钱，日二服。（《普济》）

头痛不止：杨梅为末，以少许嗃鼻取嚏妙。

头风作痛：杨梅为末，每食后薄荷茶服二钱。或以消风散同煎服。或同捣末，以白梅肉和，丸弹子大，每食后葱茶嚼下一丸。（《朱氏集验》）

一切损伤：止血生肌，令无瘢痕。用盐藏杨梅和核捣如泥，做成挺子，以竹筒收之。凡遇破伤，研末傅之，神圣绝妙。（《经验后方》）

核仁

【主治】脚气。[时珍曰]案：王明清《挥尘录》云：会稽杨梅为天下冠。童贯苦脚气，或云杨梅仁可治之。郡守王嶷馈五十石，贯用之而愈。取仁法：以柿漆拌核暴之，则自裂出也。

树皮及根

【主治】煎汤，洗恶疮疥癣。（大明）煎水，漱牙痛。服之，解砒毒。烧灰油调，涂汤火伤。（时珍）

【附方】

中砒毒：心腹绞痛，欲吐不吐，面青肢冷。用杨梅树皮煎汤二三碗，服之即愈。（王硕《易简方》）

风虫牙痛：《普济方》：用杨梅根皮厚者，焙一两，川芎䓖五钱，麝香少许。研末。每用半钱，鼻内嗃之，口中含水，涎出痛止。《摘要方》：用杨梅根皮、韭菜根、厨案上油泥等分捣匀，贴于两腮上，半时辰，其虫从眼角出也。屡用有效之方。

樱桃

【释名】莺桃、含桃、荆桃。

【集解】[时珍曰]樱桃树不甚高。春初开白花，繁英如雪。叶团，有尖及细齿。结子一枝数十颗，三月熟时须守护，否则鸟食无遗也。盐藏、蜜煎皆可，或同蜜捣作糕食，唐人以酪荐食之。林洪《山家清供》云：樱桃经雨则虫自内生，人莫之见。用水浸良久，则虫皆出，乃可食也。试之果然。

【气味】甘，热，涩，无毒。

【主治】调中，益脾气，令人好颜色，美志。（《别录》）止泄精、水谷痢。（孟诜）

【发明】[时珍曰]案：张子和《儒门事亲》云：舞水一富家有二子，好食紫樱，每日啖一二升。半月后，长者发肺痿，幼者发肺痈，相继而死。呜呼！百果之生，所以养人，非欲害人。富贵之家，纵其嗜欲，取死是何？天耶命耶？邵尧夫诗云“爽口物多终作疾”，真格言哉。观此，则寇、朱二氏之言，益可证矣。王维诗云：饱食不须愁内热，大官还有蔗浆寒。盖谓寒物同食，犹可解其热也。

叶

【气味】甘，平，无毒。

【主治】蛇咬，捣汁饮，并傅之。（颂）

东行根

【主治】煮汁服，立下寸白蛔虫。（颂）

枝

【主治】雀卵斑黖，同紫萍、牙皂、白梅肉研和，日用洗面。（时珍）

花

【主治】面黑粉滓。（方见李花）

荔枝

【释名】离枝、丹荔。

【集解】[时珍曰]荔枝炎方之果，性最畏寒，易种而根浮。其木甚耐久，有经数百年犹结实者。其实生时肉白，干时肉红。日晒火烘，卤浸蜜煎，皆可致远。成朵晒干者谓之荔锦。按：白居易《荔枝图序》云：荔枝生巴、峡间。树形团团如帷盖，叶如冬青。花如橘而春荣，实如丹而夏熟。朵如蒲桃，核如枇杷。壳如红缯，膜如紫绡。瓤肉洁白如冰雪，浆液甘酸如醴酪。大略如彼，其实过之。若离本枝，一日而色变，二日而香变，三日而味变，四五日外，色香味尽去矣。又蔡襄《荔枝谱》云：广、蜀所出，早熟而肉薄，味甘酸，不及闽中下等者。闽中惟四郡有之，福州最多，兴化最奇，泉、漳次之。福州延亘原野，一家甚至万株。兴化上品，大径寸余，香气清远，色紫壳薄，瓤厚膜红，核如丁香母。剥之如水精，食之如绛雪。荔枝以甘为味，虽百千树莫有同者，过甘与淡，皆失于中。若夫厚皮尖刺，肌理黄色，附核而赤，食之有渣，食已而涩，虽无酢味，亦自下等矣。最忌麝香，触之花、实尽落也。又洪迈《夷坚志》云：莆田荔枝名品，皆出天成，虽以其核种之，亦失本体，形状百出，不可以理求也。沈括《笔谈》谓焦核荔枝，乃土人去其大根，燔焦种成者，大不然也。

实

【气味】甘，平，无毒。

【主治】止渴，益人颜色。（《开宝》）食之止烦渴，头重心躁，背膊劳闷。（李珣）通神，益智，健气。（孟诜）治瘰疬瘤赘，赤肿疔肿，发小儿痘疮。（时珍）

【附方】

痘疮不发：荔枝肉浸酒饮，并食之。忌生冷。（闻人规《痘疹论》）

疔疮恶肿：《普济方》：用荔枝五箇或三箇，不用双数，以狗粪中米淘净为末，与糯米粥同研成膏，摊纸上贴之。留一孔出毒气。《济生秘览》：用荔枝肉、白梅各三箇。捣作饼子。贴于疮上，根即出也。

风牙疼痛：《普济》：用荔枝连壳烧存性，研末，擦牙即止。乃治诸药不效仙方也。《孙氏集效方》：用大荔枝一箇，剔开填盐满壳，煅研，搽之即愈。

呃逆不止：荔枝七箇，连皮核烧存性，为末。白汤调下，立止。（杨拱《医方摘要》）

核

【气味】甘，温，涩，无毒。

【主治】心痛、小肠气痛，以一枚煨存性，研末，新酒调服。（宗奭）治癞疝气痛，妇人血气刺痛。（时珍）

【发明】［时珍曰］荔枝核入厥阴，行散滞气，其实双结而核肖睾丸，故其治癞疝卵肿，有述类象形之义。

【附方】

脾痛不止：荔枝核为末，醋服二钱。数服即愈。（《卫生易简方》）

妇人血气：刺痛。用荔枝核烧存性半两，香附子炒一两，为末。每服二钱，盐汤、米饮任下。名蠲痛散。（《妇人良方》）

阴肾肿痛：荔枝核烧研，酒服二钱。

肾肿如斗：荔枝核、青橘皮、茴香等分，各炒研。酒服二钱，日三。

壳

【主治】痘疮出不爽快，煎汤饮之。又解荔枝热，浸水饮。（时珍）

【附方】

赤白痢：荔枝壳、橡斗壳（炒）、石榴皮（炒）、甘草（炙），各等分。每以半两，水一盏半，煎七分，温服，日二服。（《普济方》）

花及皮根

【主治】喉痹肿痛，用水煮汁，细细含咽，取瘥止。（苏颂，出崔元亮《海上方》）

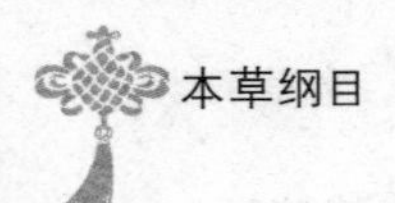

椰子

【释名】越王头、胥余。

【集解】[时珍曰] 椰子乃果中之大者。其树初栽时，用盐置根下则易发。木至斗大方结实，大者三四围，高五六丈，木似桄榔、槟榔之属，通身无枝。其叶在木顶，长四五尺，直耸指天，状如棕榈，势如凤尾。二月着花成穗，出于叶间，长二三尺，大如五斗器。仍连着实，一穗数枚，小者如栝楼，大者如寒瓜，长七八寸，径四五寸，悬着树端。六七月熟，有粗皮包之。皮内有核，圆而黑润，甚坚硬，厚二三分。壳内有白肉瓤如凝雪，味甘美如牛乳。瓤肉空处，有浆数合，钻蒂倾出，清美如酒。若久者，则混浊不佳矣。其壳磨光，有斑缬点纹，横破之可作壶爵，纵破之可作瓢杓也。又《唐史》言：番人以其花造酒，饮之亦醉也。

椰子瓤

【气味】甘，平，无毒。

【主治】益气。（《开宝》）治风。（汪颖）食之不饥，令人面泽。（时珍，出《异物志》）

椰子浆

【气味】甘，温，无毒。

【主治】止消渴。涂头，益发令黑。（《开宝》）治吐血水肿，去风热。（李珣）

椰子皮

【气味】苦，平，无毒。

【主治】止血，疗鼻衄，吐逆霍乱，煮汁饮之。（《开宝》）治卒心痛，烧存性，研，以新汲水服一钱，极验。（时珍，出《龚氏方》）

壳

【主治】杨梅疮筋骨痛。烧存性，临时炒热，以滚酒泡服二三钱，暖覆取汗，其痛即止，神验。（时珍）

无花果

【释名】映日果、优昙钵、阿驵。

【集解】[时珍曰] 无花果出扬州及云南，今吴、楚、闽、越人家，亦或折枝插成。枝柯如枇杷树，三月发叶如花构叶。五月内不花而实，实出枝间，状如木馒头，其内虚软。采以盐渍，压实令扁，日干充果食。熟则紫色，软烂甘味如柿而无核也。按：《方舆志》云：广西优昙钵不花而实，状如枇杷。又段成式《酉阳杂俎》云：阿驵出波斯，拂林人呼为底珍树。长丈余，枝叶繁茂，叶有五丫如蓖麻，无花而实，色赤类椑柿，一月而熟，味亦如柿。二书所说，皆即此果也。

实

【气味】甘，平，无毒。

【主治】开胃，止泄痢。（汪颖）治五痔，咽喉痛。（时珍）

叶

【气味】甘、微辛，平，有小毒。

【主治】五痔肿痛，煎汤频熏洗之，取效。（震亨）

甜瓜

【释名】甘瓜、果瓜。

【集解】[时珍曰] 甜瓜，北土、中州种莳甚多。二三月下种，延蔓而生，叶大数寸，五六月花开黄色，六七月瓜熟。其类甚繁：有团有长，有尖有扁。大或径尺，小或一捻。其棱或有或无，其色或青或绿，或黄斑、糁斑，或白路、黄路。其瓤或白或红，其子或黄或赤，或白或黑。按：王祯《农书》云：瓜品甚多，不可枚举。以状得名，则有龙肝、虎掌、兔头、狸首、羊髓、蜜筒之称；以色得名，则有乌瓜、白团、黄觚、白觚、小青、大斑之别。然其味，不出乎甘香而已。《广志》惟以辽东、敦煌、庐江之瓜为胜。然瓜州之大瓜，阳城之御瓜，西蜀之温瓜，永嘉之寒瓜，未可以优劣论也。甘肃甜瓜，皮、瓤皆甘胜糖蜜，其皮暴干犹美。浙中一种阴瓜，种于阴处，熟则色黄如金，肤皮稍厚，藏之至春，食之如新。此皆种蓺之功，不必拘于土地也。甜瓜子曝裂取仁，可充果食。凡瓜最畏麝气，触之甚至一蒂不收。

瓜瓤

【气味】甘，寒，滑，有小毒。

【主治】止渴，除烦热，利小便，通三焦间壅塞气，治口鼻疮。（《嘉祐》）暑月食之，永不中暑。（宗奭）

【发明】[时珍曰] 瓜性最寒，曝而食之尤冷。故《稽圣赋》云：瓜寒于曝，油冷于煎，此物性之异也。王冀《洛都赋》云：瓜则消暑荡悁，解渴疗饥。又《奇效良方》云：昔有男子病脓血恶痢，痛不可忍。以水浸甜瓜食数枚，即愈。此亦消暑之验也。

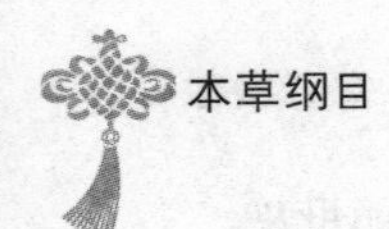

瓜子仁

【气味】甘，寒，无毒。

【主治】腹内结聚，破溃脓血，最为肠胃脾内壅要药。（《别录》）止月经太过，研末去油，水调服。（藏器）炒食，补中宜人。（孟诜）清肺润肠，和中止渴。（时珍）

【附方】

口臭：用甜瓜子杵末，蜜和为丸。每旦漱口后含一丸。亦可贴齿。（《千金》）

腰腿疼痛：甜瓜子三两，酒浸十日，为末。每服三钱，空心酒下，日三。（《寿域神方》）

肠痈已成：小腹肿痛，小便似淋，或大便难涩下脓。用甜瓜子一合，当归炒一两，蛇退皮一条，㕮咀。每服四钱，水一盏半，煎一盏，食前服，利下恶物为妙。（《圣惠》）

西瓜

【释名】寒瓜。

【集解】［时珍曰］按：胡峤《陷虏记》言：峤征回纥，得此种归，名曰西瓜。则西瓜自五代时始入中国，今则南北皆有，而南方者味稍不及，亦甜瓜之类也。二月下种，蔓生，花、叶皆如甜瓜。七八月实熟，有围及径尺者，长至二尺者。其棱或有或无，其色或青或绿，其瓤或白或红，红者味尤胜。其子或黄或红，或黑或白，白者味更劣。其味有甘、有淡、有酸，酸者为下。陶弘景注瓜蒂言，永嘉有寒瓜甚大，可藏至春者，即此也。盖五代之先，瓜种已入浙东，但无西瓜之名，未遍中国尔。其瓜子曝裂取仁，生食、炒熟俱佳。皮不堪啖，亦可蜜煎、酱藏。

瓜瓤

【气味】甘、淡，寒，无毒。

【主治】消烦止渴，解暑热。（吴瑞）疗喉痹。（汪颖）宽中下气，利小水，治血痢，解酒毒。（宁原）含汁，治口疮。（震享）

皮

【气味】甘，凉，无毒。

【主治】口、舌、唇内生疮，烧研噙之。（震亨）

【附方】

闪挫腰痛：西瓜青皮，阴干为末，盐酒调服三钱。（《摄生众妙方》）

食瓜过伤：瓜皮煎汤解之。诸瓜皆同。（《事林广记》）

瓜子仁

【气味】甘，寒，无毒。

【主治】与甜瓜仁同。（时珍）

葡萄

【释名】蒲桃、草龙珠。

【集解】［时珍曰］葡萄，折藤压之最易生。春月萌苞生叶，颇似栝楼叶而有五尖。生须延蔓，引数十丈。三月开小花成穗，黄白色。仍连着实，星编珠聚，七八月熟，有紫、白二色。西人及太原、平阳皆作葡萄干，货之四方。蜀中有绿葡萄，熟时色绿。云南所出者，大如枣，味尤长。西边有琐琐葡萄，大如五味子而无核。按：《物类相感志》云：甘草作钉，针葡萄，立死。以麝香入葡萄皮内，则葡萄尽作香气。其爱憎异于他草如此。又言：其藤穿过枣树，则实味更美也。

实

【气味】甘，平，涩，无毒。

【主治】筋骨湿痹，益气倍力强志，令人肥健，耐饥忍风寒。久食，轻身不老延年。可作酒。（《本经》）逐水，利小便。（《别录》）除肠间水，调中治淋。（甄权）时气痘疮不出，食之，或研酒饮，甚效。（苏颂）

【附方】

除烦止渴：生葡萄捣滤取汁，以瓦器熬稠，入熟蜜少许同收。点汤饮甚良。（《居家必用》）

热淋涩痛：葡萄捣取自然汁、生藕捣取自然汁、生地黄捣取自然汁、白沙蜜各五合。每服一盏，石器温服。（《圣惠方》）

胎上冲心：葡萄，煎汤饮之，即下。（《圣惠方》）

根及藤、叶

【气味】同实。

【主治】煮浓汁细饮，止呕哕及霍乱后恶心，孕妇子上冲心，饮之即下，胎安。（孟诜）治腰脚肢腿痛，煎汤淋洗之良。又饮其汁，利小便，通小肠，消肿满。（时珍）

【附方】

水肿：葡萄嫩心十四个，蝼蛄七个（去头尾），同研，露七日，曝干为末。每服半钱，淡酒调下。暑月尤佳。（《洁古保命集》）

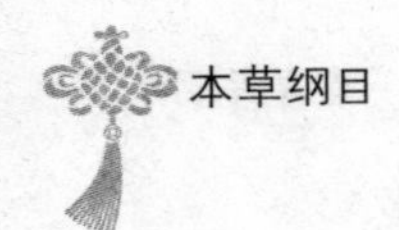

猕猴桃

【释名】猕猴梨、藤梨、阳桃、木子。

【集解】[志曰]生山谷中。藤着树生，叶圆有毛。其实形似鸡卵大，其皮褐色，经霜始甘美可食。皮堪作纸。

实

【气味】酸、甘，寒，无毒。

【主治】止暴渴，解烦热，压丹石，下石淋。（《开宝》）调中下气，主骨节风，瘫缓不随，长年白发，野鸡内痔病。（藏器）

藤中汁

【气味】甘，滑，寒，无毒。

【主治】热壅反胃，和生姜汁服之。又下石淋。（藏器）

枝、叶

【主治】杀虫。煮汁饲狗，疗瘑疥。（《开宝》）

甘蔗

【释名】竿蔗、藷。

【集解】[时珍曰]蔗皆畦种，丛生，最困地力。茎似竹而内实，大者围数寸，长六七尺，根下节密，以渐而疏。抽叶如芦叶而大，长三四尺，扶疏四垂。八九月收茎，可留过春充果食。按王灼《糖霜谱》云：蔗有四色：曰杜蔗，即竹蔗也，绿嫩薄皮，味极醇厚，专用作霜；曰西蔗，作霜色浅；曰艻蔗，亦名蜡蔗，即荻蔗也，亦可作沙糖；曰红蔗，亦名紫蔗，即昆仑蔗也，止可生啖，不堪作糖。凡蔗榨浆饮固佳，又不若咀嚼之，味隽永也。

【气味】甘，平，涩，无毒。

【主治】下气和中，助脾气，利大肠。（《别录》）利大小肠，消痰止渴，除心胸烦热，解酒毒。（大明）止呕哕反胃，宽胸膈。（时珍）

【附方】

发热口干：小便赤涩。取甘蔗去皮，嚼汁咽之。饮浆亦可。（《外台秘要》）

反胃吐食：朝食暮吐，暮食朝吐，旋旋吐者。用甘蔗汁七升，生姜汁一升，和匀，日日细呷之。（《梅师方》）

干呕不息：蔗汁温服半升，日三次。入姜汁更佳。（《肘后方》）

眼暴赤肿：碜涩疼痛。甘蔗汁二合，黄连半两，入铜器内慢火养浓，去

滓，点之。（《普济》）

虚热咳嗽：口干涕唾。用甘蔗汁一升半，青粱米四合，煮粥。日食二次，极润心肺。（董氏方）

小儿口疳：蔗皮烧研，掺之。（《简便方》）

滓

【主治】烧存性，研末，乌桕油调，涂小儿头疮白秃，频涂取瘥。烧烟勿令入人目，能使暗明。（时珍）

诸果有毒

凡果未成核者，食之令人发痈疖及寒热。

凡果落地有恶虫缘过者，食之令人患九漏。

凡果双仁者，有毒杀人。

凡瓜双蒂者，有毒杀人。沉水者，杀人。

凡果忽有异常者，根下必有毒蛇，食之杀人。

第七卷　木部

柏

【释名】椈、侧柏。

【集解】［时珍曰］《史记》言：松柏为百木之长。其树耸直，其皮薄，其肌腻。其花细琐，其实成梂，状如小铃，霜后四裂，中有数子，大如麦粒，芬香可爱。柏叶松身者，桧也。其叶尖硬，亦谓之栝。今人名圆柏，以别侧柏。松叶柏身者，枞也。松桧相半者，桧柏也。峨眉山中一种竹叶柏身者，谓之竹柏。

柏实

【气味】甘，平，无毒。

【主治】惊悸益气，除风湿，安五脏。久服，令人润泽美色，耳目聪明，不饥不老，轻身延年。（《本经》）疗恍惚，虚损吸吸，历节腰中重痛，益血止汗。（《别录》）治头风，腰肾中冷，膀胱冷脓宿水，兴阳道，益寿，去百邪鬼魅，小儿惊痫。（甄权）润肝。（好古）养心气，润肾燥，安魂定魄，益智宁神。烧沥，泽头发，治疥癣。（时珍）

【发明】[时珍曰] 柏子仁性平而不寒不燥，味甘而补，辛而能润，其气清香，能透心肾，益脾胃，盖仙家上品药也，宜乎滋养之剂用之。《列仙传》云：赤松子食柏实，齿落更生，行及奔马。谅非虚语也。

【附方】

服柏实法：八月连房取实曝收，去壳研末。每服二钱，温酒下，一日三服。渴即饮水，令人悦泽。一方：加松子仁等分，以松脂和丸。一方：加菊花等分，蜜丸服。《奇效方》：用柏子仁二斤，为末，酒浸为膏，枣肉三斤，白蜜、白术末、地黄末各一斤，捣匀，丸弹子大。每嚼一丸，一日三服。百日，百病愈；久服，延年壮神。

老人虚秘：柏子仁、松子仁、大麻仁等分，同研，溶蜜蜡丸梧子大。以少黄丹汤，食前调服二三十丸，日二服。（寇宗奭）

肠风下血：柏子十四个捶碎，囊贮浸好酒三盏，煎八分服，立止。（《普济方》）

小儿躽啼：惊痫腹满，大便青白色。用柏子仁末，温水调服一钱。（《圣惠方》）

柏叶

【气味】苦，微温，无毒。

【主治】吐血衄血，痢血崩中赤白，轻身益气，令人耐寒暑，去湿痹，止饥。（《别录》）治冷风历节疼痛，止尿血。（甄权）炙，罯冻疮。烧取汁涂头，黑润鬓发。（大明）傅汤火伤，止痛灭瘢。服之，疗蛊痢。作汤常服，杀五脏虫，益人。（苏颂）

【发明】[时珍曰] 柏性后凋而耐久，禀坚凝之质，乃多寿之木，所以可入服食。道家以之点汤常饮，元旦以之浸酒辟邪，皆有取于此。麝食之而体香，毛女食之而体轻，亦其证验矣。毛女者，秦王宫人。关东贼至，惊走入山，饥无所食。有一老公教吃松柏叶，初时苦涩，久乃相宜，遂不复饥，冬不寒，夏不热。至汉成帝时，猎者于终南山见一人，无衣服，身生黑毛，跳坑越涧如飞，乃密围获之，去秦时二百余载矣。事出葛洪《抱朴子》书中。

【附方】

中风不省：涎潮口禁，语言不出，手足亸曳。得病之日，便进此药，可使风退气和，不成废人。柏叶一握去枝，葱白一握连根研如泥，无灰酒一升，煎一二十沸，温服。如不饮酒，分作四五服，方进他药。（《杨氏家藏方》）

时气瘴疫：社中西南柏树东南枝，取暴干研末。每服一钱，新水调下，日三四服。（《圣惠方》）

吐血不止：张仲景柏叶汤：用青柏叶一把，干姜二片，阿胶一挺炙，三味，以水二升，煮一升，去滓，别绞马通汁一升，合煎取一升，绵滤，一服尽之。《圣惠方》：用柏叶，米饮服二钱。或蜜丸、或水煎服，并良。

忧恚呕血：烦满少气，胸中疼痛。柏叶为散，米饮调服二方寸匕。（《圣惠方》）

衄血不止：柏叶、榴花研末，吹之。（《普济方》）

小便尿血：柏叶、黄连焙研，酒服三钱。（《济急方》）

大肠下血：随四时方向，采侧柏叶烧研。每米饮服二钱。王涣之舒州病此，陈宜父大夫传方，二服愈。（《百一选方》）

酒毒下血：或下痢。嫩柏叶（九蒸九晒）二两，陈槐花（炒焦）一两，为末，蜜丸梧子大。每空心温酒下四十丸。（《普济方》）

大风疠疾：眉发不生。侧柏叶九蒸九晒，为末，炼蜜丸梧子大。每服五丸至十丸，日三、夜一服。百日即生。（《圣惠方》）

头发不生：侧柏叶阴干，作末，和麻油涂之。（孙真人《食忌》）

头发黄赤：生柏叶末一升，猪膏一斤和，丸弹子大。每以布裹一丸，纳泔汁中化开，沐之。一月，色黑而润矣。（《圣惠方》）

枝节

【主治】煮汁酿酒，去风痹、历节风。烧取䏲油，疗㾦疥及虫癞良。（苏恭）

【附方】

霍乱转筋：以暖物裹脚，后以柏木片煮汤淋之。（《经验后方》）

齿䘌肿痛：柏枝烧热，拄孔中。须臾虫缘枝出。（《圣惠》）

恶疮有虫：久不愈者。以柏枝节烧沥取油傅之。三五次无不愈。亦治牛马疥。（陈承《本草别说》）

脂

【主治】身面疣目，同松脂研匀涂之，数夕自失。（《圣惠》）

根白皮

【气味】苦，平，无毒。

【主治】火灼烂疮，长毛发。（《别录》）

【附方】

热油灼伤：柏白皮，以腊猪脂煎油，涂疮上。（《肘后方》）

松

【释名】［时珍曰］按：王安石《字说》云：松柏为百木之长。松犹公也，柏犹伯也。故松从公，柏从白。

【集解】[时珍曰] 松树磥砢修耸多节，其皮粗厚有鳞形，其叶后凋。二三月抽蕤生花，长四五寸，采其花蕊为松黄。结实状如猪心，叠成鳞砌，秋老则子长鳞裂。然叶有二针、三针、五针之别。三针者为栝子松，五针者为松子松。其子大如柏子，惟辽海及云南者，子大如巴豆可食，谓之海松子，详见果部。孙思邈云：松脂以衡山者为良。衡山东五百里，满谷所出者，与天下不同。苏轼云：镇定松脂亦良。《抱朴子》云：凡老松皮内自然聚脂为第一，胜于凿取及煮成者。其根下有伤处，不见日月者为阴脂，尤佳。老松余气结为茯苓。千年松脂化为琥珀。《玉策记》云：千年松树四边枝起，上杪不长如偃盖。其精化为青牛、青羊、青犬、青人、伏龟，其寿皆千岁。

松脂

【释名】松膏、松肪、松胶、松香、沥青。

【气味】苦、甘，温，无毒。

【主治】痈疽恶疮，头疡白秃，疥瘙风气，安五脏，除热。久服，轻身不老延年。(《本经》)除胃中伏热，咽干消渴，风痹死肌。炼之令白。其赤者，主恶痹。(《别录》)煎膏，生肌止痛，排脓抽风。贴诸疮脓血瘘烂。塞牙孔，杀虫。(甄权)除邪下气，润心肺，治耳聋。古方多用辟谷。(大明)强筋骨，利耳目，治崩带。(时珍)

【发明】[时珍曰] 松叶、松实，服饵所须；松节、松心，耐久不朽。松脂则又树之津液精华也。在土不朽，流脂日久，变为琥珀，宜其可以辟谷延龄。葛洪《抱朴子》云：上党赵瞿病癞历年，垂死其家弃之，送置山穴中。瞿怨泣经月，有仙人见而哀之，以一囊药与之。瞿服百余日，其疮都愈，颜色丰悦，肌肤玉泽。仙人再过之，瞿谢活命之恩，乞求其方。仙人曰：此是松脂，山中便多。此物汝炼服之，可以长生不死。瞿乃归家长服，身体转轻，气力百倍，登危涉险，终日不困。年百余岁，齿不坠，发不白。夜卧忽见屋间有光，大如镜，久而一室尽明如昼。又见面上有采女一人，戏于口鼻之间。后入抱犊山成地仙。于时人闻瞿服此脂，皆竞服之，车运驴负，积之盈室。不过一月，未觉大益，皆辄止焉。志之不坚如此。张杲《医说》有服松丹之法。

【附方】

服食辟谷：《千金方》：用松脂十斤，以桑薪灰汁一石，煮五七沸，漉出，冷水中凝，复煮之，凡十遍乃白，细研为散。每服一二钱，粥饮调下，日三服。服至十两以上，不饥，饥再服之。一年以后，夜视目明。久服，延年益寿。又法：百炼松脂治下筛，蜜和纳筒中，勿见风日。每服一团，一日三服。服至百日，耐寒暑；二百日，五脏补益；五年，即见西王母。

揩齿固牙：松脂（出镇定者佳），稀布盛，入沸汤煮，取浮水面者投冷水中（不出者不用），研末，入白茯苓末和匀。日用揩齿漱口，亦可咽之，固牙驻颜。（苏东坡《仇池笔记》）

历节诸风：百节酸痛不可忍。松脂三十斤，炼五十遍。以炼酥三升，和松脂三升，搅令极稠。每旦空心酒服方寸匕，日三服。数食面粥为佳，慎血腥、生冷、酢物、果子，一百日瘥。（《外台秘要》）

松节

【气味】苦，温，无毒。

【主治】百节久风，风虚脚痹疼痛。（《别录》）酿酒，主脚弱，骨节风。（弘景）炒焦，治筋骨间病，能燥血中之湿。（震亨）治风蛀牙痛，煎水含漱，或烧灰日揩，有效。（时珍）

【发明】[时珍曰]松节，松之骨也。质坚气劲，久亦不朽，故筋骨间风湿诸病宜之。

【附方】

历节风痛：四肢如解脱。松节酒：用二十斤，酒五斗，浸三七日。每服一合，日五六服。（《外台》）

转筋挛急：松节一两锉如米大，乳香一钱，银石器慢火炒焦，存一二分性，出火毒，研末。每服一二钱，热木瓜酒调下。一应筋病皆治之。（孙用和《秘宝方》）

风热牙痛：《圣惠方》：用油松节如枣大一块碎切，胡椒七颗，入烧酒，须二三盏，乘热入飞过白矾少许。噙漱三五口，立瘥。又用松节二两，槐白皮、地骨皮各一两，浆水煎汤。热漱冷吐，瘥乃止。

反胃吐食：松节煎酒，细饮之。（《百一方》）

阴毒腹痛：油松木七块炒焦，冲酒二钟，热服。（《集简方》）

颠扑伤损：松节煎酒服。（谈野翁方）

松叶

【别名】松毛。

【气味】苦，温，无毒。

【主治】风湿疮，生毛发，安五脏，守中，不饥延年。（《别录》）细切，以水及面饮服之，或捣屑丸服，可断谷及治恶疾。（弘景）炙署冻疮风湿疮，佳。

（大明）去风痛脚痹，杀米虫。（时珍）

【附方】

服食松叶：松叶细切更研，每日食前以酒调下二钱，亦可煮汁作粥食。初服稍难，久则自便矣。令人不老，身生绿毛，轻身益气。久服不已，绝谷不饥不渴。（《圣惠方》）

三年中风：松叶一斤细切，以酒一斗，煮取三升。顿服，汗出立瘥。（《千金方》）

历节风痛：松叶捣汁一升、以酒三升，浸七日。服一合，日三服。（《千金方》）

脚气风痹：松叶酒：治十二风痹不能行，服更生散数剂，及众疗不得力，服此一剂，便能行远，不过两剂。松叶六十斤细锉，以水四石，煮取四斗九升，以米五斗，酿如常法。别煮松叶汁以渍米并馈饭，泥酿封头，七日发，澄饮之取醉。得此酒力者甚众。（《千金方》）

风牙肿痛：松叶一握，盐一合，酒二升煎，漱。（《圣惠方》）

大风恶疮：猪鬃松叶二斤，麻黄（去节）五两，锉，以生绢袋盛，清酒二斗浸之，春夏五日，秋冬七日。每温服一小盏，常令醺醺，以效为度。（《圣惠方》）

阴囊湿痒：松毛煎汤，频洗。（《简便方》）

松花

【别名】松黄。

【气味】甘，温，无毒。

【主治】润心肺，益气，除风止血。亦可酿酒。（时珍）

【发明】[时珍曰] 今人收黄和白沙糖印为饼膏，充果饼食之，且难久收，恐轻身疗病之功，未必胜脂、叶也。

【附方】

头旋脑肿：三月收松花并薹五六寸如鼠尾者，蒸切一升，以生绢囊贮，浸三升酒中五日。空心暖饮五合。（《普济方》）

产后壮热：头痛颊赤，口干唇焦，烦渴昏闷。用松花、蒲黄、川芎、当归、石膏等分，为末。每服二钱，水二合，红花二捻，同煎七分，细呷。（《本草衍义》）

根白皮

【气味】苦，温，无毒。

【主治】辟谷不饥。（《别录》）补五劳，益气。（大明）

木皮

【别名】赤龙皮。

【主治】痈疽疮口不合，生肌止血，治白秃、杖疮、汤火疮。（时珍）

【附方】

肠风下血：松木皮，去粗皮，取里白者，切晒焙研为末。每服一钱，腊茶汤下。（《杨氏家藏方》）

三十年痢：赤松上苍皮一斗，为末。面粥和服一升，日三。不过一斗，救人。（《圣惠方》）

金疮杖疮：赤龙鳞（即古松皮）煅存性，研末。搽之，最止痛。（《永类钤方》）

小儿头疮：浸湿，名胎风疮。古松上自有赤厚皮，入豆豉少许，瓦上炒存性，研末，入轻粉，香油调，涂之。（《经验良方》）

檀香

【释名】旃檀、真檀。

【集解】［时珍曰］按：《大明一统志》云：檀香出广东、云南，及占城、真腊、爪哇、渤泥、暹罗、三佛齐、回回等国，今岭南诸地亦皆有之。树、叶皆似荔枝，皮青色而滑泽。叶廷珪《香谱》云：皮实而色黄者为黄檀，皮洁而色白者为白檀，皮腐而色紫者为紫檀。其木并坚重清香，而白檀尤良。宜以纸封收，则不泄气。王佐《格古论》云：紫檀诸溪峒出之。性坚。新者色红，旧者色紫，有蟹爪文。新者以水浸之，可染物。真者揩壁上色紫，故有紫檀名。黄檀最香。俱可作带銙、扇骨等物。

白旃檀

【气味】辛，温，无毒。

【主治】消风热肿毒。（弘景）治中恶鬼气，杀虫。（藏器）煎服，止心腹痛，霍乱肾气痛。水磨，涂外肾并腰肾痛处。（大明）散冷气，引胃气上升，进饮食。（元素）噎膈吐食。又面生黑子，每夜以浆水洗拭令赤，磨汁涂之，甚良。（时珍）

【发明】［时珍曰］《楞严经》云：白旃檀涂身，能除一切热恼。今西南诸番酋，皆用诸香涂身，取此义也。杜宝《大业录》云：隋有寿禅师妙医术，作五香饮济人。沉香饮、檀香饮、丁香饮、泽兰饮、甘松饮，皆以香为主，更加别药，有味而止渴，兼补益人也。道书檀香谓之浴香，不可烧供上真。

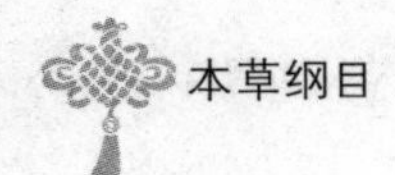

紫檀

【气味】咸，微寒，无毒。

【主治】摩涂恶毒风毒。（《别录》）刮末傅金疮，止血止痛。疗淋。（弘景）醋磨，傅一切肿。（《千金》）

【发明】[时珍曰]白檀辛温，气分之药也。故能理卫气而调脾肺，利胸膈。紫檀咸寒，血分之药也。故能和营气而消肿毒，治金疮。

梧桐

【释名】榇。

【集解】[时珍曰]梧桐处处有之。树似桐而皮青不皵，其木无节直生，理细而性紧。叶似桐而稍小，光滑有尖。其花细蕊，坠下如醭。其荚长三寸许，五片合成，老则裂开如箕，谓之橐鄂。其子缀于橐鄂上，多者五六，少或二三。子大如胡椒，其皮皱。罗愿《尔雅翼》云：梧桐多阴，青皮白骨，似青桐而多子。其木易生，鸟衔子堕辄生。但晚春生叶，早秋即凋。古称凤凰非梧桐不栖，岂亦食其实乎？《诗》云：梧桐生矣，于彼朝阳。《齐民要术》云：梧桐生山石间者，为乐器更鸣响也。

木白皮

【气味】缺。

【主治】烧研，和乳汁涂须发，变黄赤。（时珍）治肠痔。（苏颂，《删繁方》治痔，青龙五生膏中用之）

叶

【主治】发背，炙焦研末，蜜调傅，干即易。（《肘后》）

子

【气味】甘，平，无毒。

【主治】捣汁涂，拔去白发，根下必生黑者。又治小儿口疮，和鸡子烧存性，研掺。（时珍）

槐

【释名】櫰。

【集解】[时珍曰]槐之生也，季春五日而兔目，十日而鼠耳，更旬而始规，二旬而叶成。初生嫩芽可炸熟，水淘过食，亦可作饮代茶。或采槐子种畦中，采苗食之亦良。其木材坚重，有青黄白黑色。其花未开时，状如米粒，炒过煎水染黄甚鲜。其实作荚连珠，中有黑子，以子连多者为好。《周礼》：秋取槐、檀之火。《淮南子》：老槐生火。《天玄主物簿》云：老槐生丹。槐之神异如此。

槐实

【气味】苦，寒，无毒。

【主治】五内邪气热，止涎唾，补绝伤，火疮，妇人乳瘕，子藏急痛。（《本经》）久服，明目益气，头不白，延年。治五痔疮瘘，以七月七日取之，捣汁铜器盛之，日煎令可，丸如鼠屎，纳窍中，日三易乃愈。又堕胎。（《别录》）治大热难产。（甄权）杀虫去风。合房阴干煮饮，明目，除热泪，头脑心胸间热风烦闷，风眩欲倒，心头吐涎如醉，漭漭如舡车上者。（藏器）治丈夫、女人阴疮湿痒。催生，吞七粒。（大明）疏导风热。（宗奭）治口齿风，凉大肠，润肝燥。（李杲）

【发明】[时珍曰] 按：《太清草木方》云：槐者虚星之精。十月上巳日采子服之，去百病，长生通神。《梁书》言：庾肩吾常服槐实，年七十余，发鬓皆黑，目看细字，亦其验也。古方以子入冬月牛胆中渍之，阴干百日，每食后吞一枚。云久服明目通神，白发还黑。有痔及下血者，尤宜服之。

【附方】

大肠脱肛：槐角、槐花各等分，炒为末，用羊血蘸药，炙熟食之，以酒送下。猪腰子（去皮）蘸炙亦可。（《百一选方》）

内痔外痔：许仁则方：用槐角子一斗，捣汁晒稠，取地胆为末，同煎，丸梧子大。每饮服十丸。兼作挺子，纳下部。或以苦参末代地胆亦可。（《外台秘要》）

目热昏暗：槐子、黄连（去须）各二两，为末，蜜丸梧子大。每浆水下二十丸，日二服。（《圣济总录》）

槐花

【气味】苦，平，无毒。

【主治】五痔，心痛眼赤，杀腹脏虫，及皮肤风热，肠风泻血，赤白痢，并炒研服。（大明）凉大肠。（元素）炒香频嚼，治失音及喉痹，又疗吐血衄血，崩中漏下。（时珍）

【发明】[时珍曰] 槐花味苦、色黄、气凉，阳明、厥阴血分药也。故所主之病，多属二经。

【附方】

衄血不止：槐花、乌贼鱼骨等分，半生半炒为末，吹之。（《普济方》）

舌衄出血：槐花末，傅之即止。（《朱氏集验》）

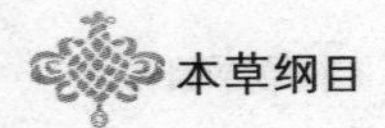

吐血不止：槐花烧存性，入麝香少许研匀，糯米饮下三钱。（《普济方》）

咯血唾血：槐花炒研。每服三钱，糯米饮下。仰卧一时取效。（朱氏方）

小便尿血：槐花（炒）、郁金（煨）各一两，为末。每服二钱，淡豉汤下，立效。（《箧中秘宝方》）

疔疮肿毒：一切痈疽发背，不问已成未成，但焮痛者皆治。槐花（微炒）、核桃仁二两，无灰酒一钟，煎十余沸，热服。未成者二三服，已成者一二服见效。（《医方摘要》）

发背散血：槐花、绿豆粉各一升，同炒作象牙色，研末。用细茶一两，煎一碗，露一夜，调末三钱傅之，留头。勿犯妇女手。（《摄生众妙方》）

叶

【气味】苦，平，无毒。

【主治】煎汤，治小儿惊痫壮热，疥癣及丁肿。皮、茎同用。（大明）邪气产难绝伤，及瘾疹牙齿诸风，采嫩叶食（孟诜）

【附方】

肠风痔疾：用槐叶一斤，蒸熟晒干研末，煎饮代茶。久服明目。（《食医心镜》）

鼻气窒塞：以水五升煮槐叶，取三升，下葱、豉调和再煎，饮。（《千金方》）

枝

【气味】同叶。

【主治】洗疮及阴囊下湿痒。八月断大枝，候生嫩蘖，煮汁酿酒，疗大风痿痹甚效。（《别录》）炮热，熨蝎毒。（恭）青枝烧沥，涂癣。煅黑，揩牙去虫。煎汤，洗痔核。（颂）烧灰，沐头长发。（藏器）治赤目、崩漏。（时珍）

【附方】

风热牙痛：槐枝烧热烙之。（《圣惠方》）

九种心痛：当太岁上取新生槐枝一握，去两头，用水三大升，煎取一升，顿服。（《千金》）

崩中赤白：不问远近。取槐枝烧灰，食前酒下方寸匕，日二服。（《梅师方》）

胎动欲产：日月未足者。取槐树东引枝，令孕妇手把之，即易生。（《子母秘录》）

阴疮湿痒：槐树北面不见日枝，煎水洗三五遍。冷再暖之。（孟诜《必效方》）

木皮、根白皮

【气味】苦，平，无毒。

【主治】烂疮，喉痹寒热。（《别录》）煮汁，淋阴囊坠肿气痛。煮浆水，漱口齿风疳䘌血。（甄权）治中风皮肤不仁，浴男子阴疝卵肿，浸洗五痔，一切恶疮，妇人产门痒痛，及汤火疮。煎膏，止痛长肉，消痈肿。（大明）煮汁服，治下血。（苏颂）

【附方】

中风身直：不得屈申反复者。取槐皮黄白者切之，以酒或水六升，煮取二升，稍稍服之。（《肘后方》）

破伤中风：避阴槐枝上皮，旋刻一片，安伤处，用艾灸皮上百壮。不痛者灸至痛，痛者灸至不痛，用火摩之。（《普济》）

风虫牙痛：槐树白皮一握切，以酪一升煮，去滓，入盐少许，含漱。（《广济方》）

槐胶

【气味】苦，寒，无毒。

【主治】一切风，化涎，肝脏风，筋脉抽掣，及急风口噤，或四肢不收顽痹，或毒风周身如虫行，或破伤风，口眼偏斜，腰脊强硬。任作汤、散、丸、煎，杂诸药用之。亦可水煮和药为丸。（《嘉祐》）煨热，绵裹塞耳，治风热聋闭。（时珍）

柳

【释名】小杨、杨柳。

【集解】[时珍曰]杨柳，纵横倒顺插之皆生。春初生柔荑，即开黄蕊花。至春晚叶长成后，花中结细黑子，蕊落而絮出，如白绒，因风而飞。子着衣物能生虫，入池沼即化为浮萍。古者春取榆、柳之火。陶朱公言种柳千树，可足柴炭。其嫩芽可作饮汤。

柳华

【释名】柳絮。

【气味】苦，寒，无毒。

【主治】风水黄疸，面热黑。（《本经》）痂疥恶疮金疮。柳实：主溃痈，逐脓血。子汁：疗渴。（《别录》）华：主止血，治湿痹，四肢挛急，膝痛。（甄权）

【发明】[时珍曰]《本经》主治风水黄疸者，柳花也。《别录》主治恶疮金疮、溃痈逐脓血，《药性论》止血疗痹者，柳絮及实也。花乃嫩蕊，可捣汁服。子与絮连，难以分别，惟可贴疮止血裹痹之用。所谓子汁疗渴者，则连絮浸渍，研汁服之尔。又崔寔《四民月令》言：三月三日及上除日，采絮愈疾，则入药多用絮也。

【附方】

吐血咯血：柳絮焙研，米饮服一钱。（《经验方》）

金疮血出：柳絮封之，即止。（《外台秘要》）

面上脓疮：柳絮、腻粉等分，以灯盏油调涂。（《普济方》）

走马牙疳：杨花烧存性，入麝香少许，搽。（《保幼大全》）

叶

【气味】同华。

【主治】恶疥痂疮马疥，煎煮洗之，立愈。又疗心腹内血，止痛。（《别录》）煎水，洗漆疮。（弘景）天行热病，传尸骨蒸劳，下水气。煎膏，续筋骨，长肉止痛。主服金石人发大热闷，汤火疮毒入腹热闷，及疔疮。（《日华》）疗白浊，解丹毒。（时珍）

【附方】

小便白浊：清明柳叶煎汤代茶，以愈为度。（《集简方》）

小儿丹烦：柳叶一斤，水一斗，煮取汁三升，搨洗赤处，日七八度。（《子母秘录》）

眉毛脱落：垂柳叶阴干为末，每姜汁于铁器中调，夜夜摩之。（《圣惠方》）

痘烂生蛆：嫩柳叶铺席上卧之，蛆尽出而愈也。（李楼《奇方》）

枝及根白皮

【气味】同华。

【主治】痰热淋疾。可为浴汤，洗风肿瘙痒。煮酒，漱齿痛。（苏恭）小儿一日、五日寒热，煎枝浴之。（藏器）煎服，治黄疸白浊。酒煮，熨诸痛肿，去风止痛消肿。（时珍）

【附方】

黄疸初起：柳枝煮浓汁半升，顿服。（《外台秘要》）

脾胃虚弱：不思饮食，食下不化，病似翻胃噎膈。清明日取柳枝一大把熬汤，煮小米作饭，洒面滚成珠子，晒干，袋悬风处。每用烧滚水随意下米，米沉住火，少时米浮，取看无硬心则熟，可顿食之。久则面散不粘矣，名曰络索米。（杨起《简便方》）

齿龈肿痛：垂柳枝、槐白皮、桑白皮、白杨皮等分，煎水，热含冷吐。又方：柳枝、槐枝、桑枝煎水熬膏，入姜汁、细辛、芎䓖末，每用擦牙。（《圣惠方》）

风虫牙痛：杨柳白皮卷如指大，含咀，以汁渍齿根，数过即愈。又方：柳枝一握锉，入少盐花，浆水煎，含甚验。又方：柳枝锉一升，大豆一升，合炒，豆熟，瓷器盛之，清酒三升，渍三日。频含漱涎，三日愈。（《古今录验》）

耳痛有脓：柳根细切，熟捣封之，燥即易之。（《斗门方》）

漏疮肿痛：柳根红须，煎水日洗。《摘玄方》：用杨柳条罐内烧烟熏之，出水即效。

乳痈妒乳：初起坚紫，众疗不瘥。柳根皮熟捣火温，帛裹熨之。冷更易，一宿消。（《肘后方》）

汤火灼疮：柳皮烧灰，涂之。亦可以根白皮煎猪脂，频傅之。（《肘后方》）

痔疮如瓜：肿痛如火。柳枝煎浓汤洗之，艾灸三五壮。王及郎中病此，驿吏用此方灸之，觉热气入肠，大下血秽至痛，一顷遂消，驰马而去。（《本事方》）

柳胶

【主治】恶疮。及结砂子。（时珍）

桑

【释名】子名椹。

【集解】[时珍曰]桑有数种：有白桑，叶大如掌而厚；鸡桑，叶花而薄；子桑，先椹而后叶；山桑，叶尖而长。以子种者，不若压条而分者。桑生黄衣，谓之金桑，其木必将槁矣。《种树书》云：桑以构接则桑大。桑根下埋龟甲，则茂盛不蛀。

桑根白皮

【气味】甘，寒，无毒。

【主治】伤中，五劳六极，羸瘦，崩中绝脉，补虚益气。（《本经》）去肺中水气，唾血热渴，水肿腹满胪胀，利水道，去寸白，可以缝金疮。（《别录》）治肺气喘满，虚劳客热头痛，内补不足。（甄权）煮汁饮，利五脏。入散用，下一切风气水气。（孟诜）调中下气，消痰止渴，开胃下食，杀腹脏虫，止霍乱吐泻。研汁，治小儿天吊惊痫客忤，及傅鹅口疮，大验。（大明）泻肺，利大小肠，降气散血。（时珍）

【发明】[时珍曰]桑白皮长于利小水，乃实则泻其子也，故肺中有水气及肺火有余者宜之。十剂云：燥可去湿，桑白皮、赤小豆之属是矣。宋医钱乙治肺气热盛，咳嗽而后喘，面肿身热，泻白散：用桑白皮（炒）一两，地骨皮

（焙）一两，甘草（炒）半两。每服一二钱，入粳米百粒，水煎，食后温服。桑白皮、地骨皮皆能泻火从小便去，甘草泻火而缓中，粳米清肺而养血，此乃泻肺诸方之准绳也。元医罗天益言其泻肺中伏火而补正气，泻邪所以补正也。若肺虚而小便利者，不宜用之。

【附方】

杂物眯眼：新桑根白皮洗净，捶烂入眼，拨之自出。（《圣惠方》）

发鬓堕落：桑白皮（锉）二升。以水淹浸，煮五六沸，去滓，频频洗沐，自不落也。（《千金方》）

发槁不泽：桑根白皮、柏叶各一斤，煎汁沐之即润。（《圣惠方》）

小儿重舌：桑根白皮煮汁，涂乳上饮之。（《子母秘录》）

小儿流涎：脾热也，胸膈有痰。新桑根白皮捣自然汁涂之，甚效。干者煎水。（《圣惠方》）

小儿天吊：惊痫客忤。家桑东行根取研汁服。（《圣惠方》）

石痈坚硬：不作脓者。蜀桑白皮阴干为末，烊胶和酒调傅，以软为度。（《千金方》）

皮中白汁

【主治】小儿口疮白漫漫，拭净涂之便愈。又涂金刃所伤燥痛，须臾血止，仍以白皮裹之，甚良。（苏颂）涂蛇、蜈蚣、蜘蛛伤，有验。取枝烧沥，治大风疮疥，生眉、发。（时珍）

【附方】

小儿鹅口：桑白皮汁，和胡粉涂之。（《子母秘录》）

小儿唇肿：桑木汁涂之，即愈。（《圣惠方》）

解百毒气：桑白汁一合服之，须臾吐利自出。（《肘后方》）

破伤中风：桑沥、好酒，对和温服，以醉为度。醒服消风散。（《摘玄方》）

桑椹

【主治】单食，止消渴。（苏恭）利五脏关节，通血气。久服不饥，安魂镇神，令人聪明，变白不老。多收暴干为末，蜜丸日服。（藏器）捣汁饮，解中酒毒。酿酒服，利水气消肿。（时珍）

【发明】［时珍曰］椹有乌、白二种。杨氏《产乳》云：孩子不得与桑椹，令儿心寒，而陆机《诗疏》云：鸠食桑椹多则醉伤其性，何耶？《四民月令》云：四月宜饮桑椹酒，能理百种风热。其法用椹汁三斗，重汤煮至一斗半，入白蜜二合，酥油一两，生姜一合，煮令得所，瓶收。每服一合，和酒饮之。亦可以汁熬烧酒，藏之经年，味力愈佳。

【附方】

诸骨哽咽：红椹子细嚼，先咽汁，后咽滓，新水送下。干者亦可。（《圣惠方》）

小儿赤秃：桑椹取汁，频服。（《千金方》）

小儿白秃：黑葚入罂中曝三七日，化为水，洗之，三七日神效。（《圣济录》）

拔白变黑：黑葚一斤，蝌蚪一斤，瓶盛封闭，悬屋东头一百日，尽化为黑泥，以染白发如漆。（陈藏器《本草》）

发白不生：黑熟桑椹，水浸日晒，搽涂，令黑而复生也。（《千金方》）

阴证腹痛：桑椹绢包风干，过伏天，为末。每服三钱，热酒下，取汗。（《集简方》）

叶

【气味】苦、甘，寒，有小毒。

【主治】除寒热，出汗。（《本经》）汁，解蜈蚣毒。（《别录》）煎浓汁服，能除脚气水肿，利大小肠。（苏恭）炙熟煎饮，代茶止渴。（孟诜）煎饮，利五脏，通关节，下气。嫩叶煎酒服，治一切风。蒸熟（捣），罯风痛出汗，并扑损瘀血。接烂，涂蛇、虫伤。（大明）研汁，治金疮及小儿吻疮。煎汁服，止霍乱腹痛吐下，亦可以干叶煮之。鸡桑叶，煮汁熬膏服，去老风及宿血。（藏器）治劳热咳嗽，明目长发。（时珍）

【发明】[时珍曰]桑叶乃手、足阳明之药，汁煎代茗，能止消渴。

【附方】

赤眼涩痛：桑叶为末，纸卷烧烟熏鼻取效，海上方也。（《普济方》）

头发不长：桑叶、麻叶煮泔水沐之，七次可长数尺。（《千金方》）

吐血不止：晚桑叶焙研，凉茶服三钱。只一服止，后用补肝肺药。（《圣济总录》）

大肠脱肛：黄皮桑树叶三升，水煎过，带温罨纳之。（《仁斋直指方》）

肺毒风疮：状如大风。绿云散：用好桑叶净洗，蒸熟（一宿候）晒干为末。水调二钱匕服。（《经验后方》）

痈口不敛：经霜黄桑叶为末。傅之。（《直指方》）

穿掌肿毒：新桑叶研烂，盦之即愈。（《通玄论》）

汤火伤疮：经霜桑叶烧存性，为末，油和傅之。三日愈。（《医学正传》）

手足麻木：不知痛痒。霜降后桑叶煎汤，频洗。（《救急方》）

枝

【气味】苦，平。

【主治】遍体风痒干燥，水气脚气风气，四肢拘挛，上气眼运，肺气咳嗽，消食利小便。久服轻身，聪明耳目，令人光泽。疗口干及痈疽后渴，用嫩条细切一升，熬香煎饮，亦无禁忌。久服，终身不患偏风。（苏颂）

【发明】［时珍曰］煎药用桑者，取其能利关节，除风寒湿痹诸痛也。观《灵枢经》治寒痹内热，用桂酒法，以桑炭炙布巾，熨痹处；治口僻用马膏法，以桑钩钩其口，及坐桑灰上，皆取此意也。又痈疽发背不起发，或瘀肉不腐溃，及阴疮、瘰疬、流注、臁疮、顽疮、恶疮久不愈者，用桑木炙法，未溃则拔毒止痛，已溃则补接阳气，亦取桑通关节，去风寒，火性畅达，出郁毒之意。其法以干桑木劈成细片，扎作小把，然火吹息，炙患处。每吹炙片时，以瘀肉腐动为度，内服补托药，诚良方也。又按：赵溍《养疴漫笔》云：越州一学录少年苦嗽，百药不效。或令用南向柔桑条一束，每条寸折纳锅中，以水五碗，煎至一碗，盛瓦器中，渴即饮之，服一月而愈。此亦桑枝煎变法尔。

【附方】

服食变白：久服通血气，利五脏。鸡桑嫩枝，阴干为末，蜜和作丸。每日酒服六十丸。（《圣惠方》）

水气脚气：桑条二两炒香，以水一升，煎二合。每日空心服之，亦无禁忌。（《圣济总录》）

风热臂痛：桑枝一小升切炒，水三升，煎二升，一日服尽。许叔微云：尝病臂痛，诸药不效，服此数剂寻愈。观《本草切用》及《图经》言其不冷不热，可以常服；《抱朴子》言：一切仙药，不得桑枝煎不服，可知矣。（《本事方》）

解中蛊毒：令人腹内坚痛，面黄青色，淋露骨立，病变不常。桑木心锉一斛，着釜中，以水淹令上有三寸，煮取二斗澄清，微火煎得五升。空心服五合，则吐蛊毒出也。（《肘后方》）

桑柴灰

【气味】辛，寒，有小毒。

【主治】蒸淋取汁为煎，与冬灰等分，同灭痣疵黑子，蚀恶肉。煮小豆食，大下水胀。傅金疮，止血生肌。（苏恭）桑霜：治噎食积块。（时珍）

【附方】

目赤肿痛：桑灰一两。黄连半两，为末。每以一钱泡汤，澄清洗之。（《圣济总录》）

洗青盲眼：正月八，二月八，三月六，四月四，五月五，六月二，七月七，八月二十，九月十二，十月十七，十一月二十六，十二月三十日。每遇上件神日，用桑柴灰一合，煎汤沃之，于瓷器中，澄取极清，稍热洗之。如冷即重汤顿温，不住手洗。久久视物如鹰鹘也。一法以桑灰、童子小便和作丸。每用一丸，泡汤澄洗。（《经验方》）

身面水肿：坐卧不得。取东引花桑枝，烧灰淋汁，煮赤小豆。每饥即饱食之，不得吃汤饮。（《梅师方》）

面上痣疵：寒食前后，取桑条烧灰淋汁，入石灰熬膏，以自己唾调点之，自落也。（《皆效方》）

白癜驳风：桑柴灰二斗，甑内蒸之，取釜内热汤洗。不过五六度瘥。（《圣惠方》）

大风恶疾：眉发脱落。以桑柴灰热汤淋取汁，洗头面（以大豆水研浆，解释灰味，弥佳）。次用熟水，入绿豆面濯之。三日一洗头，一日一洗面，不过十度良。（《圣惠方》）

金疮作痛：桑柴灰筛细，傅之。（《梅师方》）

疮伤风水：肿痛入腹则杀人。多以桑灰淋汁渍之，冷复易。（《梅师方》）

头风白屑：桑灰淋汁沐之，神良。（《圣惠方》）

枸杞·地骨皮

【释名】枸檵、枸棘、苦杞、甜菜、天精、地骨、地辅、地仙、却暑、羊乳、仙人仗、西王母杖。

【集解】［时珍曰］古有枸杞、地骨取常山者为上，其他丘陵阪岸者皆可用。后世惟取陕西者良，而又以甘州者为绝品。今陕之兰州、灵州、九原以西枸杞，并是大树，其叶厚根粗。河西及甘州者，其子圆如樱桃，暴干紧小少核，干亦红润甘美，味如葡萄，可作果食，异于他处者。

枸杞

【气味】苦，寒，无毒。

【主治】主五内邪气，热中消渴，周痹风湿。久服，坚筋骨，轻身不老，耐寒暑。（《本经》）下胸胁气，客热头痛，补内伤大劳嘘吸，强阴，利大小肠。（《别录》）补精气诸不足，易颜色，变白，明目安神，令人长寿。（甄权）

苗

【气味】苦，寒。

【主治】除烦益志，补五劳七伤，壮心气，去皮肤骨节间风，消热毒，散疮肿。（大明）和羊肉作羹，益人，除风明目。作饮代茶，止渴，消热烦，益阳

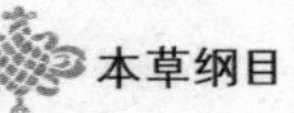

事，解面毒，与乳酪相恶。汁注目中，去风障赤膜昏痛。（甄权）去上焦心肺客热。（时珍）

地骨皮

【气味】苦，寒。

【主治】细锉，拌面煮熟，吞之，去肾家风，益精气。（甄权）去骨热消渴。（孟诜）解骨蒸肌热消渴，风湿痹，坚筋骨，凉血。（元素）治在表无定之风邪，传尸有汗之骨蒸。（李杲）泻肾火，降肺中伏火，去胞中火，退热，补正气。（好古）治上膈吐血。煎汤嗽口，止齿血，治骨槽风。（吴瑞）治金疮神验。（陈承）去下焦肝肾虚热。（时珍）

枸杞子

【气味】苦，寒。

【主治】坚筋骨，耐老，除风，去虚劳，补精气。（孟诜）主心病嗌干心痛，渴而引饮；肾病消中。（好古）滋肾润肺。榨油点灯，明目。（时珍）

【附方】

枸杞煎：治虚劳，退虚热，轻身益气，令一切痈疽永不发。用枸杞三十斤（春夏用茎、叶，秋冬用根、实），以水一石，煮取五斗，以滓再煮取五斗，澄清去滓，再煎取二斗，入锅煎如饧收之。每早酒服一合。（《千金方》）

金髓煎：枸杞子逐日摘红熟者，不拘多少，以无灰酒浸之，蜡纸封固，勿令泄气。两月足，取入沙盆中擂烂，滤取汁，同浸酒入银锅内，慢火熬之。不住手搅，恐粘住不匀。候成膏如饧，净瓶密收。每早温酒服二大匙，夜卧再服。百日身轻气壮，积年不辍，可以羽化也。（《经验方》）

枸杞酒：《外台秘要》云：补虚，去劳热，长肌肉，益颜色，肥健人，治肝虚冲感下泪。用生枸杞子五升捣破，绢袋盛，浸好酒二斗中，密封勿泄气，二七日。服之任性，勿醉。

肝虚下泪：枸杞子二升，绢袋盛，浸一斗酒中（密封）三七日，饮之。（《千金方》）

目赤生翳：枸杞子捣汁，日点三五次，神验。（《肘后方》）

地骨酒：壮筋骨，补精髓，延年耐老。枸杞根、生地黄、甘菊花各一斤，捣碎，以水一石，煮取汁五斗，炊糯米五斗，细麹拌匀，入瓮如常封酿。待熟澄清，日饮三盏。（《圣济总录》）

虚劳客热：枸杞根为末，白汤调服。有痼疾人勿服。（《千金方》）

骨蒸烦热：及一切虚劳烦热，大病后烦热，并用地仙散：地骨皮二两，防风一两，甘草（炙）半两。每用五钱，生姜五片，水煎服。（《济生方》）

琥珀

【释名】江珠。

【集解】[时珍曰]琥珀拾芥，乃草芥，即禾草也。雷氏言拾芥子，误矣。《唐书》载西域康干河松木，入水一二年化为石，正与松、枫诸木沉入土化珀，同一理也。今金齿、丽江亦有之。其茯苓千年化琥珀之说，亦误传也。按：曹昭《格古论》云：琥珀出西番、南番，乃枫木津液多年所化。色黄而明莹者名蜡珀，色若松香红而且黄者名明珀，有香者名香珀，出高丽、倭国者色深红。有蜂、蚁、松枝者尤好。

【气味】甘，平，无毒。

【主治】安五脏，定魂魄，杀精魅邪鬼，消瘀血，通五淋。(《别录》)壮心，明目磨翳，止心痛癫邪，疗蛊毒，破结瘕，治产后血枕痛。(大明)止血生肌，合金疮。(藏器)清肺，利小肠。(元素)

【附方】

琥珀散：止血生肌，镇心明目，破癥瘕气块，产后血晕闷绝，儿枕痛，并宜饵此方。琥珀一两，鳖甲一两，京三棱一两，延胡索半两，没药半两，大黄六铢，熬捣为散。空心酒服三钱匕，日再服。神验莫及。产后即减大黄。(《海药本草》)

小儿胎惊：琥珀、防风各一钱，朱砂半钱，为末。猪乳调一字，入口中，最妙。(《直指方》)

小儿胎痫：琥珀、朱砂各少许，全蝎一枚，为末。麦门冬汤调一字服。(《直指方》

小便淋沥：琥珀为末二钱，麝香少许，白汤服之，或萱草煎汤服。老人、虚人以人参汤下。亦可蜜丸，以赤茯苓汤下。(《普济方》)

小便尿血：琥珀为末。每服二钱，灯心汤下。(《直指方》)

从高坠下：有瘀血在内。刮琥珀屑，酒服方寸匕。或入蒲黄三二匕，日服四五次。(《外台秘要》)

金疮闷绝：不识人。琥珀研粉，童子小便调一钱。三服瘥。(《鬼遗方》)

鱼骨哽咽：六七日不出。用琥珀珠一串，推入哽所，牵引之即出。(《外台秘要》)

竹

【释名】[时珍曰]竹字象形。许慎《说文》云：“竹，冬生艸也。”故字从倒艸。

【集解】[时珍曰]竹惟江河之南甚多，故曰九河鲜有，五岭实繁。大抵皆土中苞笋，各以时而出，旬日落箨而成竹也。茎有节，节有枝；枝有节，节有叶。叶必三之，枝必两之。根下之枝，一为雄，二为雌，雌者生笋。其根鞭喜行东南，而宜死猫，畏皂刺、油麻。以五月十三日为醉日。六十年一花，花结实，其竹则枯。永昌汉竹可为桶斛，箅竹可为舟船。严州越王竹高止尺余。辰州龙孙竹细仅如针，高不盈尺。其叶或细或大。凤尾竹叶细三分，龙公竹叶若芭蕉，百叶竹一枝百叶。其性或柔或劲，或滑或涩。涩者可以错甲，谓之篪箣。滑者可以为席，谓之桃枝。劲者可以为戈刀箭矢，谓之矛竹、箭竹、筋竹、石麻。柔者可为绳索，谓之蔓竹、弓竹、苦竹、把发。其色有青有黄，有白有赤，有乌有紫。有斑斑者驳文点染，紫者黯色黝然，乌者黑而害母，赤者厚而直，白者薄而曲，黄者如金，青者如玉。其别种有棘竹，一名竻竹，芒棘森然，大者围二尺，可御盗贼。棕竹一名实竹，其叶似棕，可为柱杖。慈竹一名义竹，丛生不散，人栽为玩。广人以筋竹丝为竹布，甚脆。

篁竹叶

【气味】苦，平，无毒。

【主治】咳逆上气，溢筋，急恶疡，杀小虫。（《本经》）除烦热风痉，喉痹呕吐。（《别录》）煎汤，熨霍乱转筋。（时珍）

淡竹叶

【气味】辛，平、大寒，无毒。

【主治】胸中痰热，咳逆上气。（《别录》）吐血，热毒风，止消渴，压丹石毒。（甄权）消痰，治热狂烦闷，中风失音不语，壮热头痛头风，止惊悸，温疫迷闷，妊妇头旋倒地，小儿惊痫天吊。（大明）喉痹，鬼疰恶气，烦热，杀小虫。（孟诜）凉心经，益元气，除热缓脾。（元素）煎浓汁，漱齿中出血，洗脱肛不收。（时珍）

苦竹叶

【气味】苦，冷，无毒。

【主治】口疮目痛，明目利九窍。（《别录》）治不睡，止消渴，解酒毒，除烦热，发汗，疗中风喑哑。（大明）杀虫。烧末，和猪胆，涂小儿头疮耳疮疥癣；和鸡子白，涂一切恶疮，频用取效。（时珍）

【附方】

上气发热：因奔趁走马后，饮冷水所致者。竹叶三斤，橘皮三两，水一斗，煮五升，细服。三日一剂。（《肘后方》）

时行发黄：竹叶五升（切），小麦七升，石膏三两，水一斗半，煮取七升，细服，尽剂愈。（《肘后方》）

篁竹根

【主治】作汤，益气止渴，补虚下气。（《本经》）消毒。（《别录》）

淡竹根

【主治】除烦热，解丹石发热渴，煮汁服。（藏器）消痰去风热，惊悸迷闷，小儿惊痫。（大明）

苦竹根

【主治】下心肺五脏热毒气。锉一斤，水五升，煮汁一升，分三服。（孟诜）

甘竹根

【主治】煮汁服，安胎，止产后烦热。（时珍）

【附方】

产后烦热：逆气。用甘竹根（切）一斗五升，煮取七升，去滓，入小麦二升，大枣二十枚，复煮麦熟三四沸，入甘草一两，麦门冬一升，再煎至二升。每服五合。（《妇人良方》）

淡竹茹

【气味】甘，微寒，无毒。

【主治】呕啘，温气寒热，吐血崩中，溢筋。（《别录》）止肺痿唾血鼻衄，治五痔。（甄权）噎膈。（孟诜）伤寒劳复，小儿热痫，妇人胎动。（时珍）

苦竹茹

【主治】下热壅。（孟诜）水煎服，止尿血。（时珍）

篁竹茹

【主治】劳热。（大明）

【附方】

伤寒劳复：伤寒后交接劳复，卵肿腹痛。竹皮一升，水三升，煮五沸，服汁。（朱肱《南阳活人书》）

妇人劳复：病初愈，有所劳动，致热气冲胸，手足搐搦拘急，如中风状。淡竹青茹半斤，栝楼二两，水二升，煎一升，分二服。（《活人书》）

产后烦热：内虚短气。甘竹茹汤：用甘竹茹一升，人参、茯苓、甘草各二两，黄芩二两，水六升，煎二升，分服，日三服。（《妇人良方》）

妇人损胎：孕八九月，或坠伤，牛马惊伤，心痛。用青竹茹五两，酒一升，煎五合服。（《子母秘录》）

月水不断：青竹茹微炙，为末。每服三钱，水一盏，煎服。（《普济方》）

小儿热痛：口噤体热。竹青茹三两，醋三升，煎一升，服一合。（《子母秘录》）

齿血不止：生竹皮，醋浸，令人含之，噀其背上三过。以茗汁漱之。

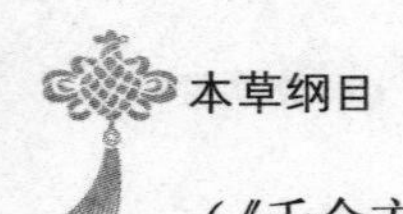

（《千金方》）

饮酒头痛：竹茹二两，水五升，煮三升，纳鸡子三枚，煮三沸，食之。（《千金方》）

伤损内痛：兵杖所加，木石所迮，血在胸、背、胁中刺痛。用青竹茹、乱发各一团，炭火炙焦为末。酒一升，煮三沸，服之。三服愈。（《千金方》）

淡竹沥

【气味】甘，大寒，无毒。

【主治】暴中风风痹，胸中大热，止烦闷，消渴，劳复。（《别录》）中风失音不语，养血清痰，风痰虚痰在胸膈，使人癫狂，痰在经络四肢及皮里膜外，非此不达不行。（震亨）治子冒风痓，解射罔毒。（时珍）

篁竹沥

【主治】风痓。（《别录》）

苦竹沥

【主治】口疮目痛，明目，利九窍。（《别录》）功同淡竹。（大明）治牙疼。（时珍）

慈竹沥

【主治】疗热风，和粥饮服。（孟诜）

【发明】[时珍曰]竹沥性寒而滑，大抵因风火燥热而有痰者宜之。若寒湿胃虚肠滑之人服之，则反伤肠胃。笋性滑利，多食泻人，僧家谓之刮肠篦，即此义也。丹溪朱氏谓大寒言其功不言其气，殊悖于理。谓大寒为气，何害于功？《淮南子》云：槁竹有火，不钻不然。今苗僚人以干竹片相戛取火，则竹性虽寒，亦未必大寒也。《神仙传》云：离娄公服竹汁饵桂，得长生。盖竹汁性寒，以桂济之，亦与用姜汁佐竹沥之意相同。淡竹今人呼为水竹，有大小二种，此竹汁多而甘。沈存中言苦竹之外皆为淡竹，误矣。

【附方】

小儿重舌：竹沥渍黄檗，时时点之。（《简便方》）

小儿伤寒：淡竹沥、葛根汁各六合，细细与服。（《千金方》）

小儿狂语：夜后便发。竹沥夜服二合。（姚和众《至宝方》）

孕妇子烦：杨氏产乳：竹沥，频频饮之。《梅师方》：茯苓二两，竹沥一升，水四升，煎二升，分三服。不瘥，更作之。

消渴尿多：竹沥恣饮，数日愈。（《肘后方》）

咳嗽肺痿：大人小儿咳逆短气，胸中吸吸，咳出涕唾，嗽出臭脓。用淡竹沥一合，服之，日三五次，以愈为度。（李绛《兵部手集》）

产后虚汗：淡竹沥三合，暖服，须臾再服。（昝殷《产宝》）

小儿吻疮：竹沥和黄连、黄檗、黄丹傅之。（《全幼心鉴》）

小儿赤目：淡竹沥点之。或入人乳。（《古今录验》）

慈竹箨

【主治】小儿头身恶疮，烧散和油涂之。或入轻粉少许。（时珍）

竹实

【主治】通神明，轻身益气。（《本经》）

【发明】[时珍曰] 按：陈藏器《本草》云：竹肉一名竹实，生苦竹枝上，大如鸡子，似肉脔，有大毒。须以灰汁煮二度，炼讫，乃依常菜茹食。炼不熟，则戟人喉出血，手爪尽脱也。此说与陈承所说竹实相似，恐即一物，但苦竹上者有毒尔。与竹米之竹实不同。

山白竹

【主治】烧灰，入腐烂痈疽药。（时珍）

爆竹

【主治】辟妖气山魈。[慎微曰] 李畋《该闻集》云：仲叟者，家为山魈所祟，掷石开户。畋令旦夜于庭中爆竹数十竿，若除夕然。其祟遂止。

第八卷　鳞部、介部

鲤鱼

【释名】[时珍曰] 鲤鳞有十字文理，故名鲤。虽困死，鳞不反白。

【集解】[颂曰] 处处有之。其脊中鳞一道，从头至尾，无大小，皆三十六鳞，每鳞有小黑点。诸鱼惟此最佳，故为食品上味。

肉

【气味】甘，平，无毒。

【主治】煮食，治咳逆上气，黄疸，止渴。生者，治水肿脚满，下气。（《别录》）治怀妊身肿，及胎气不安。（《日华》）煮食，下水气，利小便。（时珍）作鲙，温补，去冷气，痃癖气块，横关伏梁，结在心腹。（藏器）治上气，咳嗽喘促。（《心镜》）烧末，能发汗，定气喘咳嗽，下乳汁，消肿。米饮调服，治大人小儿暴痢。用童便浸煨，止反胃及恶风入腹。（时珍）

【发明】[时珍曰] 鲤乃阴中之阳，其功长于利小便，故能消肿胀黄疸，脚气喘嗽，湿热之病。作鲙则性温，故能去痃结冷气之病。烧之则从火化，故能发散风寒，平肺通乳，解肠胃及肿毒之邪。

【附方】

水肿：范汪：用大鲤鱼一头，醋三升，煮干食。一日一作。《外台》：用大鲤一尾，赤小豆一升，水二斗，煮食饮汁，一顿服尽，当下利尽即瘥。

小儿木舌：长大满口。鲤鱼肉切片贴之，以帛系定。（《圣惠》）

胆

【气味】苦，寒，无毒。

【主治】目热赤痛，青盲，明目。久服强悍，益志气。（《本经》）点眼，治赤肿翳痛。涂小儿热肿。（甄权）点雀目，燥痛即明。（《肘后》）滴耳，治聋。（藏器）

【附方】

小儿咽肿：喉痹者。用鲤鱼胆二七枚，和灶底土，以涂咽外，立效。（《千金方》）

大人阴痿：鲤鱼胆、雄鸡肝各一枚为末，雀卵和，丸小豆大。每吞一丸。（《千金方》）

睛上生晕：不问久新。鲤鱼长一尺二寸者，取胆滴铜镜上，阴干，竹刀刮下。每点少许。（《总录》）

赤眼肿痛：《圣济总录》：用鲤鱼胆十枚，腻粉一钱，和匀瓶收，日点。《十便良方》：用鲤胆五枚，黄连末半两，和匀，入蜂蜜少许，瓶盛，安饭上蒸熟。每用贴目眦，日五七度。亦治飞血赤脉。

脂

【主治】食之，治小儿惊忤诸痫。（大明）

脑髓

【主治】诸痫。（苏恭）煮粥食，治暴聋。（大明）和胆等分，频点目眦，治青盲。（时珍）

【附方】

耳卒聋：竹筒盛鲤鱼脑，于饭上蒸过，注入耳中。（《千金》）

耳脓有虫：鲤鱼脑和桂末捣匀，绵裹塞之。（《千金方》）

血

【主治】小儿火疮，丹肿疮毒，涂之立瘥。（苏恭）

肠

【主治】小儿肌疮。（苏恭）聤耳有虫，同酢捣烂，帛裹塞之。痔瘘有虫，切断炙熟，俱以虫尽为度。（时珍）

目

【主治】刺疮伤风、伤水作肿。烧灰傅之，汁出即愈。（藏器）

齿

【主治】石淋。（《别录》）

骨

【主治】女子赤白带下。（《别录》）阴疮，鱼鲠不出。（苏恭）

皮

【主治】瘾疹。（苏恭）烧灰水服，治鱼鲠六七日不出者。日二服。（《录验》）

鳞

【主治】产妇滞血腹痛，烧灰酒服。亦治血气。（苏颂）烧灰，治吐血，崩中漏下，带下痔瘘，鱼鲠。（时珍）

【发明】[时珍曰]古方多以皮、鳞烧灰，入崩漏、痔瘘药中，盖取其行滞血耳。治鱼鲠者，从其类也。

【附方】

鼻衄不止：鲤鱼鳞炒成灰。每冷水服二钱。（《普济方》）

青鱼

【释名】[时珍曰]青亦作鲭，以色名也。大者名鲹鱼。

【集解】[颂曰]青鱼生江湖间，南方多有。北地时或有之，取无时。似鲤、鲩而背正青色。南方多以作鲊，古人所谓五侯鲭鲊即此。其头中枕骨蒸令气通，曝干状如琥珀。荆楚人煮拍作酒器、梳、篦，甚佳。旧注言可代琥珀者，非也。

肉

【气味】甘，平，无毒。

【主治】脚气湿痹。（《开宝》）同韭白煮食治脚气脚弱烦闷，益气力。（张鼎）

胆

【气味】苦，寒，无毒。

【主治】点暗目，涂热疮。（《开宝》）消赤目肿痛，吐喉痹痰涎及鱼骨鲠，疗恶疮。（时珍）

【发明】[时珍曰]东方青色，入通肝胆，开窍于目。用青鱼胆以治目疾，盖取此义。其治喉痹骨鲠，则取漏泄系乎酸苦之义也。

【附方】

乳蛾喉痹：青鱼胆含咽。一方：用汁灌鼻中，取吐。万氏：用胆矾盛青鱼胆中，阴干。每用少许，吹喉取吐。一方：用朴消代胆矾。

一切障翳：鱼胆丸：用青鱼胆、鲤鱼胆、青羊胆各七个，牛胆半两，熊

胆二钱半，麝香少许，石决明一两，为末，糊丸梧子大。每空心茶下十丸。（《龙木论》）

鲫鱼

【释名】鲋鱼。

【集解】［时珍曰］鲫喜偎泥，不食杂物，故能补胃。冬月肉厚子多，其味尤美。郦道元《水经注》云：蕲州广济、青林湖有鲫鱼，大二尺，食之肥美，辟寒暑。东方朔《神异经》云：南方湖中多鲫鱼，长数尺，食之宜暑而辟风寒。《吕氏春秋》云：鱼之美者，有洞庭之鲋，观此则鲫为佳品，自古尚矣。

肉

【气味】甘，温，无毒。

【主治】合五味煮食，主虚羸。（藏器）温中下气。（大明）止下痢肠痔。（保昇）合莼作羹，主胃弱不下食，调中益五脏。合茭首作羹，主丹石发热。（孟诜）生捣，涂恶核肿毒不散及瘑疮。同小豆捣，涂丹毒。烧灰，和酱汁，涂诸疮十年不瘥者。以猪脂煎灰服，治肠痈。（苏恭）合小豆煮汁服，消水肿，炙油，涂妇人阴疳诸疮，杀虫止痛。酿白矾烧研饮服，治肠风血痢。酿硫黄煅研，酿五倍子煅研，酒服，并治下血。酿茗叶煨服，治消渴。酿胡蒜煨研饮服，治膈气。酿绿矾煅研饮服，治反胃。酿盐花烧研，掺齿疼。酿当归烧研，揩牙乌髭止血。酿砒烧研，治急疳疮。酿白盐煨研，搽骨疽。酿附子炙焦，同油涂头疮白秃。（时珍）

【附方】

鹘突羹：治脾胃虚冷不下食。以鲫鱼半斤切碎，用沸豉汁投之，入胡椒、莳萝、干姜、橘皮等末，空心食之。（《心镜》）

消渴饮水：用鲫鱼一枚，去肠留鳞，以茶叶填满，纸包煨熟食之。不过数枚即愈。（吴氏《心统》）

小儿齁喘：活鲫鱼七个，以器盛，令儿自便尿养之。待红，煨熟食，甚效。一女年十岁用此，永不发也。（《集简方》）

小儿秃疮：《千金》：用鲫鱼烧灰，酱汁和涂。一用鲫鱼去肠，入皂矾烧研搽。危氏：用大鲫去肠，入乱发填满，烧研，入雄黄末二钱。先以齑水洗拭，生油调搽。

小儿头疮：昼开出脓，夜即复合。用鲫鱼（长四寸）一枚，去肠，大附子一枚，去皮研末填入。炙焦研傅，捣蒜封之，效。（《圣惠》）

手足瘭疽：累累如赤豆，剥之汁出。大鲫鱼长三四寸者，乱发一鸡子大，猪脂一升，同煎膏，涂之。（《千金方》）

臁胫生疮：用中鲫鱼三尾洗净，穿山甲二钱，以长皂荚一挺，劈开两片夹住扎之。煨存性，研末。先以井水洗净脓水，用白竹叶刺孔贴之，候水出尽，以麻油、轻粉调药傅之，日一次。（《直指方》）

小儿撮口：出白沫。以艾灸口之上下四壮。鲫鱼烧研，酒调少许灌之。仍掐手足。儿一岁半，则以鱼网洗水灌之。（《小儿方》）

头

【主治】小儿头疮口疮，重舌目翳。（苏恭）烧研饮服，疗咳嗽。（藏器）烧研饮服，治下痢。酒服，治脱肛及女人阴脱，仍以油调搽之。酱汁和，涂小儿面土黄水疮。（时珍）

骨

【主治】䘌疮。烧灰傅，数次即愈。（张鼎）

胆

【主治】取汁，涂疳疮、阴蚀疮，杀虫止痛。点喉中，治骨鲠竹刺不出。（时珍）

【附方】

消渴饮水：用浮石、蛤蚧、蝉蜕等分，为末。以鲫鱼胆七枚，调服三钱，神效。（《本事》）

滴耳治聋：鲫鱼胆一枚，乌驴脂少许，生麻油半两，和匀，纳入楼葱管中，七日取滴耳中，日二次。（《圣惠方》）

脑

【主治】耳聋。以竹筒蒸过，滴之。（《圣惠》）

鲈鱼

【释名】四鳃鱼。

【集解】［时珍曰］鲈出吴中，淞江尤盛，四五月方出。长仅数寸，状微似鳜而色白，有黑点，巨口细鳞，有四鳃。杨诚斋诗颇尽其状，云：鲈出鲈乡芦叶前，垂虹亭下不论钱。买来玉尺如何短，铸出银梭直是圆。白质黑章三四点，细鳞巨口一双鲜。春风已有真风味，想得秋风更迥然。《南郡记》云：吴人献淞江鲈鲙于隋炀帝。帝曰：金齑玉鲙，东南佳味也。

肉

【气味】甘，平，有小毒。

【主治】补五脏，益筋骨，和肠胃，治水气。多食宜人，作鲊尤良。曝干甚香美。（嘉祐）益肝肾。（宗奭）安胎补中。作鲙尤佳。（孟诜）

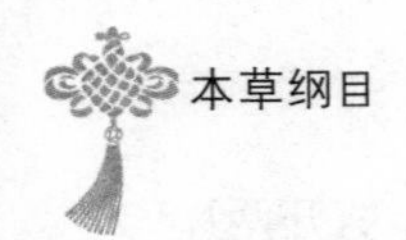

鳝鱼

【释名】泥鳅、鳛鱼。

【集解】[时珍曰] 海鳝生海中，极大。江鳝生江中，长七八寸。泥鳝生湖池，最小，长三四寸，沉于泥中。状微似鳝而小，锐首圆身，青黑色，无鳞，以涎自染，滑疾难握。与他鱼牝牡，故庄子云“鳝与鱼游”。生沙中者微有文采。闽、广人劙去脊骨，作臛食甚美。《相感志》云：灯心煮鳝甚妙。

【气味】甘，平，无毒。

【主治】暖中益气，醒酒，解消渴。(时珍) 同米粉煮羹食，调中收痔。(吴球)

【附方】

消渴饮水：用泥鳅鱼（十头阴干，去头尾，烧灰）、干荷叶等分为末。每服二钱，新汲水调下，日三。名沃焦散。(《普济方》)

喉中物哽：用生鳅鱼，线牢缚其头，以尾先入喉中，牵拽出之。(《普济方》)

牛狗羸瘦：取鳅鱼一二枚，从口鼻送入，立肥也。(陈藏器)

虾

【释名】[时珍曰] 鰕音霞（俗作虾），入汤则红色如霞也。

【集解】[时珍曰] 江湖出者大而色白，溪池出者小而色青。皆磔须钺鼻，背有断节，尾有硬鳞，多足而好跃，其肠属脑，其子在腹外。凡有数种：米虾、糠虾，以精粗名也；青虾、白虾，以色名也；梅虾，以梅雨时有也；泥虾、海虾，以出产名也。岭南有天虾，其虫大如蚁，秋社后，群堕水中化为虾，人以作鲊食。凡虾之大者，蒸曝去壳，谓之虾米，食以姜、醋，馔品所珍。

【气味】甘，温，有小毒。

【主治】五野鸡病，小儿赤白游肿，捣碎傅之。(孟诜) 作羹，试鳖癥，托痘疮，下乳汁。法制，壮阳道；煮汁，吐风痰；捣膏，傅虫疽。(时珍)

【附方】

鳖癥疼痛：《类编》云：景陈弟长子拱病鳖癥，隐隐见皮内，痛不可忍。外医洪氏曰：可以鲜虾作羹食之。下腹未久痛即止。喜曰：此真鳖癥也。吾求其所好，以尝试之尔。乃合一药如疗脾胃者，而碾附子末二钱投之，数服而消。明年又作，再如前治而愈，遂绝根本。

补肾兴阳：用虾米一斤，蛤蚧二枚，茴香、蜀椒各四两，并以青盐化酒炙炒，以木香粗末一两和匀，乘热收新瓶中密封。每服一匙，空心盐酒嚼下，甚妙。

臁疮生虫：用小虾三十尾，去头、足、壳，同糯米饭研烂，隔纱贴疮上，别以纱罩之。一夜解下，挂看皆是小赤虫。即以葱、椒汤洗净，用旧茶笼内白竹叶，随大小剪贴，一日二换。待汁出尽，逐日煎苦楝根汤洗之，以好膏贴之。将生肉，勿换膏药。忌发物。（《直指方》）

血风臁疮：生虾、黄丹捣和贴之，日一换。（《集简方》）

鲍鱼

【释名】薨鱼、萧折鱼、干鱼。

【集解】[时珍曰]《别录》既云勿令中咸，即是淡鱼无疑矣。诸注反自多事。按：《周礼注》云：鲍鱼，以鱼置楅室中用糗干之而成。楅室，土室也。张耒明道志云：汉阳、武昌多鱼，土人剖之，不用盐，暴干作淡鱼，载至江西卖之。饶、信人饮食祭享，无此则非盛礼。虽臭腐可恶，而更以为奇。据此则鲍即淡鱼，益可证矣。但古今治法不同耳。又苏氏所谓海中一种鲍鱼，岂顾野王所载海中鮇似鲍者耶？不然，即今之白鲞也。鲞亦干鱼之总称也。又今淮人以鲫作淡法鱼颇佳。入药亦当以石首鲫鱼者为胜。若汉、沔所造者，鱼性不一，恐非所宜。其咸鱼近时亦有用者，因附之。

肉

【气味】辛，臭，温，无毒。

【主治】坠堕骽（与腿同）。蹶踠折，瘀血、血痹在四肢不散者，女子崩中血不止。（《别录》）煮汁，治女子血枯病伤肝，利肠中。同麻仁、葱、豉煮羹，通乳汁。（时珍）

【附方】

妊娠感寒：腹痛。干鱼一枚烧灰，酒服方寸匕，取汗瘥。（《子母秘录》）

头

【主治】煮汁，治眯目。烧灰，疗疔肿瘟气。（时珍）

【附方】

杂物眯目：鲍鱼头二枚，地肤子半合，水煮烂。取汁注目中，即出。（《圣惠》）

鱼脐疔疮：似新火针疮，四边赤，中央黑。可针刺之，若不大痛，即杀人也。用腊月鱼头灰、发灰等分，以鸡溏屎和，涂之。（《千金方》）

预辟瘟疫：鲍鱼头烧灰方寸匕，合小豆七枚末，米饮服之，令瘟疫气不相染也。（《肘后方》）

穿鲍绳

【主治】眯目去刺，煮汁洗之，大良。（苏恭）

鱼子

【释名】鲦、鱽。

【集解】[时珍曰]凡鱼皆冬月孕子，至春末夏初则于湍水草际生子。有牡鱼随之，洒白盖其子。数日即化出，谓之鱼苗，最易长大。孟氏之说，盖出谬传也。

【气味】缺。

【主治】目中障翳。(时珍)

【发明】[时珍曰]鱼子古方未见用。惟《圣济总录》治目决明散中用之，亦不言是何鱼之子。大抵当取青鱼、鲤、鲫之属尔。

【附方】

决明散：治一切远年障翳，眦生弩肉，赤肿疼痛。用鱼子(活水中生下者)半两(以硫黄水温温洗净)，石决明、草决明、青葙子、谷精草、枸杞子、黄连、炙甘草、枳实(麸炒)、牡蛎粉、蛇蜕(烧灰)、白芷、龙骨、黄檗各一两，白附子(炮)、白蒺藜(炒)、蝉蜕、黄芩(炒)、羌活各半两，虎睛一只(切作七片，文武火炙干，每一料用一片)，右通为末。每服三钱，五更时茶服，午、夜再服。赤白翳膜，七日减去，弩肉赤肿痛不可忍者，三五日见效。忌猪、鱼、酒、面、辛辣、色欲。凡遇恼怒酒色风热即疼者，是活眼，尚可医治；如不疼，是死眼，不必医也。(《总录》)

蟹

【释名】螃蟹、郭索横行介士、无肠公子，雄曰蜋螘，雌曰博带。

【集解】[时珍曰]蟹，横行甲虫也。外刚内柔，于卦象离。骨眼蜩腹，蛭脑鲎足。二螯八跪，利钳尖爪，壳脆而坚，有十二星点。雄者脐长，雌者脐团。腹中之黄，应月盈亏。其性多躁，引声噀沫，至死乃已。生于流水者，色黄而腥；生于止水者，色绀而馨。佛书言：其散子后即自枯死。霜前食物故有毒，霜后将蛰故味美。所谓入海输芒者，亦谬谈也。蟛蜞大于蟛蜎，生于陂池田港中，故有毒，令人吐下。似蟛蜞而生于沙穴中，见人便走者，沙狗也，不可食。似蟛蜞而生海中，潮至出穴而望者，望潮也，可食。两螯极小如石者，蚌江也，不可食。生溪涧石穴中，小而壳坚赤者，石蟹也，野人食之。又海中有红蟹，大而色红。飞蟹能飞。善苑国有百足之蟹。海中蟹大如钱，而腹下又有小蟹如榆荚者，蟹奴也。居蚌腹者，蛎奴也，又名寄居蟹。并不可食。蟹腹中有虫，如小木鳖子而白者，不可食，大能发风也。

【气味】咸，寒，有小毒。

【主治】胸中邪气，热结痛，㖞僻面肿。能败漆。烧之致鼠。(《本经》)解结散血，愈漆疮，养筋益气。（《别录》）散诸热，治胃气，理经脉，消食。以醋食之，利肢节，去五脏中烦闷气，益人。（孟诜）产后肚痛血不下者，以酒食之。筋骨折伤者，生捣炒罯之。（《日华》）能续断绝筋骨。去壳同黄捣烂，微炒，纳入疮中，筋即连也。（藏器）小儿解颅不合。以螯同白及末捣涂，以合为度。（宗奭）杀莨菪毒，解鳝鱼毒、漆毒，治疟及黄疸。捣膏涂疥疮、癣疮。捣汁，滴耳聋。（时珍）

蝤蛑

【气味】咸，寒，无毒。

【主治】解热气，治小儿痞气，煮食。（《日华》）

蟛蜞

【气味】咸，冷，有毒。

【主治】取膏，涂湿癣、疽疮。（藏器）

石蟹

【主治】捣傅久疽疮，无不瘥者。（藏器）

【发明】[时珍曰]诸蟹性皆冷，亦无甚毒，为蝑最良。鲜蟹和以姜、醋，侑以醇酒，咀黄持螯，略赏风味，何毒之有？饕嗜者乃顿食十许枚，兼以荤羶杂进，饮食自倍，肠胃乃伤，腹痛吐利，亦所必致，而归咎于蟹，蟹亦何咎哉？洪迈《夷坚志》云：襄阳一盗，被生漆涂两目，发配不能睹物。有村叟令寻石蟹，捣碎滤汁点之，则漆随汁出而疮愈也。用之果明如初。漆之畏蟹，莫究其义。

【附方】

湿热黄疸：蟹烧存性研末，酒糊丸如梧桐子大。每服五十丸，白汤下，日服二次。（《集简方》）

中鳝鱼毒：食蟹即解。（董炳验方）

蟹爪

【主治】破胞堕胎。（《别录》）破宿血，止产后血闭，酒及醋汤煎服良。（《日华》）能安胎。（鼎）堕生胎，下死胎，辟邪魅。（时珍）

【附方】

千金神造汤：治子死腹中，并双胎一死一生，服之令死者出，生者安，神验方也。用蟹爪一升，甘草二尺，东流水一斗，以苇薪煮至二升，滤去滓，入真阿胶三两令烊，顿服或分二服。若人困不能服者，灌入即活。

下胎蟹爪散：治妊妇有病欲去胎。用蟹爪二合，桂心、瞿麦各一两，牛膝二两，为末。空心温酒服一钱。（《千金》）

壳

【主治】烧存性，蜜调，涂冻疮及蜂虿伤。酒服，治妇人儿枕痛及血崩腹痛，消积。（时珍）

【附方】

崩中腹痛：毛蟹壳烧存性，米饮服一钱。（《证治要诀》）

蜂虿螫伤：蟹壳烧存性，研末。蜜调涂之。（同上）

熏辟壁虱：蟹壳烧烟熏之。（《摘玄》）

盐蟹汁

【主治】喉风肿痛，满含细咽即消。（时珍）

牡蛎

【释名】牡蛤、蛎蛤、古贲、蠔。

【集解】［时珍曰］南海人以其蛎房砌墙，烧灰粉壁，食其肉谓之蛎黄。

【气味】咸，平，微寒，无毒。

【主治】伤寒寒热，温疟洒洒，惊恚怒气，除拘缓鼠瘘，女子带下赤白。久服，强骨节，杀邪鬼，延年。（《本经》）除留热在关节营卫，虚热去来不定，烦满心痛气结，止汗止渴，除老血，疗泄精，涩大小肠，止大小便，治喉痹咳嗽，心胁下痞热。（《别录》）粉身，止大人、小儿盗汗。同麻黄根、蛇床子、干姜为粉，去阴汗。（藏器）治女子崩中，止痛，除风热温疟，鬼交精出。（甄权）男子虚劳，补肾安神，去烦热，小儿惊痫。（李珣）去胁下坚满，瘰疬，一切疮肿。（好古）化痰软坚，清热除湿，止心脾气痛，痢下赤白浊，消疝瘕积块，瘿疾结核。（时珍）

【附方】

心脾气痛：气实有痰者。牡蛎煅粉，酒服二钱。（《丹溪心法》）

疟疾寒热：牡蛎粉、杜仲等分为末，蜜丸梧子大。每服五十丸，温水下。（《普济方》）

气虚盗汗：上方为末。每酒服方寸匕。（《千金方》）

虚劳盗汗：牡蛎粉、麻黄根、黄芪等分为末。每服二钱，水一盏，煎七分，温服，日一。（《本事方》）

消渴饮水：腊日或端午日，用黄泥固济牡蛎，煅赤研末。每服一钱，用活鲫鱼煎汤调下。只二三服愈。（《经验方》）

小便淋闷：服血药不效者。用牡蛎粉、黄檗（炒）等分为末。每服一钱，小茴香汤下，取效。（《医学集成》）

小便数多：牡蛎五两烧灰，小便三升，煎二升，分三服。神效。（《乾坤

生意》）

梦遗便溏：牡蛎粉，醋糊丸梧子大。每服三十丸，米饮下，日二服。（丹溪方）

肉

【气味】甘，温，无毒。

【主治】煮食，治虚损，调中，解丹毒，妇人血气。以姜、醋生食，治丹毒，酒后烦热，止渴。（藏器）炙食甚美，令人细肌肤，美颜色。（苏颂）

蚌

【释名】[时珍曰]蚌与蛤同类而异形。长者通曰蚌，圆者通曰蛤。

【集解】[时珍曰]蚌类甚繁，今处处江湖中有之，惟洞庭、汉沔独多。大者长七寸，状如牡蛎辈；小者长三四寸，状如石决明辈。其肉可食，其壳可为粉。湖沔人皆印成锭市之，谓之蚌粉，亦曰蛤粉。古人谓之蜃灰，以饰墙壁，闉墓圹，如今用石灰也。

肉

【气味】甘、咸，冷，无毒。

【主治】止渴除热，解酒毒，去眼赤。（孟诜）明目除湿，主妇人劳损下血。（藏器）除烦，解热毒，血崩带下，痔瘘，压丹石药毒。以黄连末纳入取汁，点赤眼、眼暗。（《日华》）

蚌粉

【气味】咸，寒，无毒。

【主治】诸疳，止痢并呕逆。醋调，涂痈肿。（《日华》）烂壳粉：治反胃，心胸痰饮，用米饭服。（藏器）解热燥湿，化痰消积，止白浊带下痢疾，除湿肿水嗽，明目，搽阴疮湿疮痱痒。（时珍）

【发明】[时珍曰]蚌粉与海蛤粉同功，皆水产也。治病之要，只在清热行湿而已。《日华》言其治疳。近有一儿病疳，专食此粉，不复他食，亦一异也。

【附方】

反胃吐食：用真正蚌粉，每服称过二钱，捣生姜汁一盏，再入米醋同调送下。（《急救良方》）

痈疽赤肿：用米醋和蚌蛤灰涂之，待其干，即易之。（《千金》）

雀目夜盲：遇夜不能视物。用建昌军螺儿蚌粉三钱，为末，水飞过，雄猪肝一叶，披开纳粉扎定，以第二米泔煮七分熟，仍别以蚌粉蘸食，以汁送下。一日一作。与夜明砂同功。（《直指方》）

脚指湿烂：用蚌蛤粉干搽之。（《寿域》）

积聚痰涎：结于胸膈之间，心腹疼痛，日夜不止，或干呕哕食者，炒粉丸主之。用蚌粉一两，以巴豆七粒同炒赤，去豆不用，醋和粉丸梧子大。每服二十丸，姜酒下。丈夫脐腹痛，茴香汤下。女人血气痛，童便和酒下。（孙氏《仁存方》）

文蛤

【释名】花蛤。

【集解】[时珍曰] 按沈存中《笔谈》云：文蛤即今吴人所食花蛤也。其形一头小，一头大，壳有花斑的便是。

【气味】咸，平，无毒。

【主治】恶疮，蚀五痔。（《本经》）咳逆胸痹，腰痛胁急，鼠瘘大孔出血，女人崩中漏下。（《别录》）能止烦渴，利小便，化痰软坚，治口鼻中蚀疳。（时珍）

【发明】[时珍曰] 按成无己云：文蛤之咸走肾，可以胜水气。

【附方】

伤寒文蛤散：[张仲景云] 病在阳，当以汗解，反以冷水噀之，或灌之，更益烦热，意欲饮水，反不渴者，此散主之。文蛤五两为末，每服方寸匕，沸汤下，甚效。

疳蚀口鼻：数日欲尽。文蛤烧灰，以腊猪脂和，涂之。（《千金翼》）

蜗螺

【释名】螺蛳。

【集解】[时珍曰] 处处湖溪有之，江夏、汉沔尤多。大如指头，而壳厚于田螺，惟食泥水。春月，人采置锅中蒸之，其肉自出，酒烹糟煮食之。清明后其中有虫，不堪用矣。

肉

【气味】甘，寒，无毒。

【主治】烛馆，明目下水。（《别录》）止渴。（藏器）醒酒解热，利大小便，消黄疸水肿，治反胃痢疾，脱肛痔漏。（时珍）

【附方】

黄疸酒疸：小螺蛳养去泥土，日日煮食饮汁，有效。（《永类》）

黄疸吐血：病后身面俱黄，吐血成盆，诸药不效。用螺十个，水漂去泥，捣烂露一夜，五更取清服。二三次，血止即愈。一人病此，用之经验。（《小山怪证方》）

五淋白浊：螺蛳一碗，连壳炒热，入白酒三碗，煮至一碗，挑肉食之，

以此酒下，数次即效。（《扶寿精方》）

小儿脱肛：螺蛳二三升，铺在桶内坐之，少顷即愈。（《简便》）

痘疹目翳：水煮螺蛳，常食佳。（《济急仙方》）

白游风肿：螺蛳肉，入盐少许，捣泥贴之，神效。（叶氏《摘玄方》）

烂壳

【气味】同。

【主治】痰饮积及胃脘痛。（震亨）反胃膈气，痰嗽鼻渊，脱肛痔疾，疮疖下疳，汤火伤。（时珍）

【发明】[时珍曰]螺乃蚌蛤之属，其壳大抵与蚌粉、蛤粉、蚶、蚬之类同功。合而观之，自可神悟。

【附方】

卒得咳嗽：屋上白螺（或白蚬）壳，捣为末。酒服方寸匕。（《肘后方》）

湿痰心痛：白螺蛳壳洗净，烧存性，研末。酒服方寸匕，立止。（《正传》）

膈气疼痛：白玉散：用壁上陈白螺蛳烧研。每服一钱，酒下，甚效。（孔氏）

小儿软疖：用鬼眼睛（即墙上白螺蛳壳）烧灰，入倒挂尘等分，油调涂之。（《寿域》）

阴头生疮：用溪港年久螺蛳烧灰，傅之。（《奇效》）

汤火伤疮：用多年干白螺蛳壳研，油调傅。（《澹寮》）

瘰疬已破：土墙上白螺蛳壳为末，日日傅之。（谈野翁方）

痘疮不收：墙上白螺蛳壳，洗净煅研，掺之。（《医方摘要》）

诸鱼有毒

鱼目有睫，杀人。目得开合，杀人。逆腮，杀人。脑中白连珠，杀人。无鳃，杀人。二目不同，杀人。连鳞者，杀人。白鬐，杀人。腹中丹字，杀人。鱼师大者有毒，食之杀人。

第九卷　禽部、兽部

鹅

【释名】家雁、舒雁。

【集解】[时珍曰]江淮以南多畜之。有苍、白二色，及大而垂胡者。并绿眼黄喙红掌，善斗，其夜鸣应更。师旷《禽经》云“脚近臎者能步”，鹅，鹜是

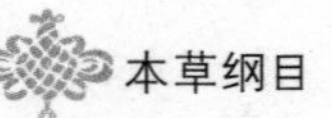

也。又云“鹅伏卵则逆月”，谓向月取气助卵也。性能啖蛇及蚓，制射工，故养之能辟虫虺，或言鹅性不食生虫者，不然。

白鹅膏

【气味】甘，微寒，无毒。

【主治】灌耳，治卒聋。（《别录》）润皮肤，可合面脂。（《日华》）涂面急，令人悦白。唇沛，手足皴裂，消痈肿，解礜石毒。（时珍）

肉

【气味】甘，平，无毒。

【主治】利五脏。（《别录》）解五脏热，服丹石人宜之。（孟诜）煮汁，止消渴。（藏器）

血

【气味】咸，平，微毒。

【主治】中射工毒者，饮之，并涂其身。（陶弘景）解药毒。

胆

【气味】苦，寒，无毒。

【主治】解热毒及痔疮初起，频涂抹之，自消。（时珍）

【附方】

痔疮有核：白鹅胆二三枚，取汁，入熊胆二分，片脑半分，研匀，瓷器密封，勿令泄气。用则手指涂之，立效。（刘氏《保寿堂方》）

卵

【气味】甘，温，无毒。

【主治】补中益气。多食发痼疾。（孟诜）

毛

【主治】射工水毒。（《别录》）小儿惊痫。又烧灰酒服，治噎疾。（苏恭）

【发明】［时珍曰］《禽经》云：鹅飞则蜮沉。蜮即射工也。又《岭南异物志》云：邕州蛮人选鹅腹毳毛为衣、被絮，柔暖而性冷。婴儿尤宜之，能辟惊痫。柳子厚诗云：“鹅毛御腊缝山罽”，即此。盖毛与肉性不同也。

【附方】

通气散：治误吞铜钱及钩绳。鹅毛一钱（烧灰），磁石皂子大（煅），象牙一钱（烧存性），为末。每服半钱，新汲水下。（《医方妙选》）

噎食病：白鹅尾毛烧灰，米汤每服一钱。

掌上黄皮

【主治】烧研，搽脚趾缝湿烂。焙研，油调，涂冻疮良。（时珍，出谈野翁诸方。）

屎

【主治】绞汁服，治小儿鹅口疮。（时珍，出《秘录》）苍鹅屎：傅虫、蛇咬毒。（《日华》）

【附方】

鹅口疮：自内生出可治，自外生入不可治。用食草白鹅下清粪滤汁，入沙糖少许搽之；或用雄鹅粪眠倒者烧灰，入麝香少许搽之，并效。（《永类钤方》）

鸡

【释名】烛夜。

【集解】[时珍曰]鸡类甚多，五方所产，大小形色往往亦异。朝鲜一种长尾鸡，尾长三四尺。辽阳一种食鸡，一种角鸡，味俱肥美，大胜诸鸡。南越一种长鸣鸡，昼夜啼叫。南海一种石鸡，潮至即鸣。蜀中一种鹍鸡，楚中一种伧鸡，并高三四尺。江南一种矮鸡，脚才二寸许也。鸡在卦属巽，在星应昴，无外肾而亏小肠。凡人家无故群鸡夜鸣者，谓之荒鸡，主不祥。若黄昏独啼者，主有天恩，谓之盗啼。老鸡能人言者，牝鸡雄鸣者，雄鸡生卵者，并杀之即已。俚人畜鸡无雄，即以鸡卵告灶而伏出之。南人以鸡卵画墨，煮熟验其黄，以卜凶吉。又以鸡骨占年。其鸣也知时刻，其栖也知阴晴。《太清外术》言：蓄蛊之家，鸡辄飞去。《万毕术》言：其羽焚之，可以致风。《五行志》言：雄鸡毛烧着酒中饮之，所求必得。古人言鸡能辟邪，则鸡亦灵禽也。不独充庖而已。

诸鸡肉

【气味】食忌。

【发明】[时珍曰]《礼记》云：天产作阳，地产作阴。鸡卵生而地产，羽不能飞，虽为阳精，实属风木，是阳中之阴也。故能生热动风，风火相扇，乃成中风。朱驳寇说为非，亦非矣。

乌骨鸡

【气味】甘，平，无毒。

【主治】补虚劳羸弱，治消渴，中恶鬼击心腹痛，益产妇，治女人崩中带下，一切虚损诸病，大人小儿下痢禁口，并煮食饮汁，亦可捣和丸药。（时珍）

【发明】[时珍曰]乌骨鸡，有白毛乌骨者，黑毛乌骨者，斑毛乌骨者，有骨肉俱乌者，肉白骨乌者；但观鸡舌黑者，则肉骨俱乌，入药更良。鸡属木，而骨反乌者，巽变坎也，受水木之精气，故肝肾血分之病宜用之。男用雌，女用雄。妇人方科有乌鸡丸，治妇人百病，煮鸡至烂和药，或并骨研用之。

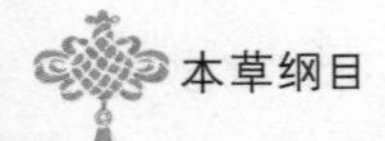

按《太平御览》云：夏侯弘行江陵，逢一大鬼引小鬼数百行。弘潜捉末后一小鬼问之。曰：此广州大杀也，持弓戟往荆、扬二州杀人。若中心腹者死，余处犹可救。弘曰：治之有方乎？曰：但杀白乌骨鸡薄心即瘥。时荆、扬病心腹者甚众，弘用此治之，十愈八九。中恶用乌鸡，自弘始也。此说虽涉迂怪，然其方则神妙，谓非神传不可也。鬼击卒死，用其血涂心下，亦效。

【附方】

赤白带下：白果、莲肉、江米各五钱，胡椒一钱，为末。乌骨鸡一只，如常治净，装末入腹煮熟，空心食之。

遗精白浊：下元虚惫者。用前方食之良。

脾虚滑泄：乌骨母鸡一只治净，用豆蔻一两，草果二枚，烧存性，掺入鸡腹内，扎定煮熟，空心食之。

鸡头

【主治】杀鬼，东门上者尤良。（《本经》）治蛊，禳恶，辟瘟。（时珍）

【发明】[时珍曰]古者正旦，磔雄鸡，祭门户，以辟邪鬼。盖鸡乃阳精，雄者阳之体，头者阳之会，东门者阳之方，以纯阳胜纯阴之义也。《千金》转女成男方中用之，亦取此义也。按应劭《风俗通》云：俗以鸡祀祭门户。鸡乃东方之牲，东方既作，万物触户而出也。《山海经》祠鬼神皆用雄鸡，而今治贼风有鸡头散，治蛊用东门鸡头，治鬼痱用雄鸡血，皆以御死辟恶也。又崔实月令云：十二月，东门磔白鸡头，可以合药。《周礼·鸡人》：凡祭祀禳衅，供其鸡牲。注云：禳郊及疆，却灾变也。作宫室器物，取血涂衅隙。《淮南子》曰：鸡头已瘘，此类之推也。

【附方】

卒魇死昏：东门上鸡头为末，酒服之。（《千金方》）

鸡血

【气味】咸，平，无毒。

【主治】踒折骨痛及痿痹，中恶腹痛，乳难。（《别录》）治剥驴马被伤，及马咬人，以热血浸之。白癜风、疬疡风，以雄鸡翅下血涂之。（藏器）热血服之，主小儿下血及惊风，解丹毒蛊毒，鬼排阴毒，安神定志。

【附方】

解百蛊毒：白鸡血，热饮之。（《广记》）

惊风不醒：白乌骨雄鸡血，抹唇上即醒。（《集成》）

缢死未绝：鸡血涂喉下。（《千金》）

黄疸困笃：用半斤大雄鸡，背上破开，不去毛，带热血合患人胸前，冷则换之。日换数鸡，拔去积毒即愈。此鸡有毒，人不可食，犬亦不可食也。

（唐瑶《经验方》）

筋骨折伤：急取雄鸡一只刺血，量患人酒量，或一碗，或半碗，和饮，痛立止，神验。

杂物眯目：不出。以鸡肝血滴少许，即出。（《圣惠》）

蚰蜒入耳：生油调鸡心血，滴入即出。（《总录》）

金疮肠出：以干人屎末抹入，桑皮线缝合，热鸡血涂之。（《生生编》）

心

【主治】五邪。（《别录》）

肝

【气味】甘、苦，温，无毒。

【主治】起阴。（《别录》）补肾。治心腹痛，安漏胎下血，以一具切，和酒五合服之。（孟诜）疗风虚目暗。治女人阴蚀疮，切片纳入，引虫出尽，良。（时珍）

【附方】

阴痿不起：用雄鸡肝三具，菟丝子一升，为末，雀卵和，丸小豆大。每服一百丸，酒下，日二。（《千金》）

肝虚目暗：老人肝虚目暗。乌雄鸡肝一具（切），以豉和米作羹成粥食之。（《养老书》）

睡中遗尿：雄鸡肝、桂心等分，捣丸小豆大。每服一丸，米饮下，日三服。遗精，加白龙骨。

鸡子

【气味】甘，平，无毒。

【主治】除热火灼烂疮、痫痓。可作虎魄神物。（《本经》）镇心，安五脏，止惊安胎，治妊娠天行热疾狂走，男子阴囊湿痒，及开喉声失音。醋煮食之，治赤白久痢，及产后虚痢。光粉同炒干，止疳痢，及妇人阴疮。和豆淋酒服，治贼风麻痹。醋浸令坏，傅疵鼾。作酒，止产后血运，暖水脏，缩小便，止耳鸣。和蜡炒，治耳鸣、聋，及疳痢。（《日华》）益气。以浊水煮一枚，连水服之，主产后痢。和蜡煎，止小儿痢。（藏器）大人及小儿发热，以白蜜一合，和三颗搅服，立瘥。（孟诜）

【发明】[时珍曰]卵白象天，其气清，其性微寒；卵黄象地，其气浑，其性温；卵则兼黄白而用之，其性平。精不足者补之以气，故卵白能清气，治伏热、目赤、咽痛诸疾；形不足者补之以味，故卵黄能补血，治下痢、胎产诸疾；卵则兼理气血，故治上列诸疾也。

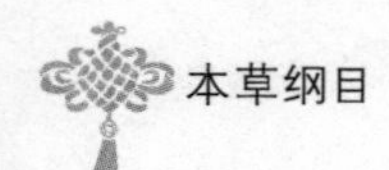

【附方】

天行不解：已汗者。用新生鸡子五枚，倾盏中，入水（一鸡子）搅浑，别以水一升煮沸，投入鸡子微搅，才似熟则泻置碗中，纳少酱清，似变腥气，带热啜之，覆令汗出愈。（许仁则方）

天行呕逆：食入即吐。鸡子一枚，水煮三五沸，冷水浸少顷，吞之。（《外台》）

身面肿满：鸡子黄白相和，涂肿处。干再上。（《肘后方》）

年深哮喘：鸡子略敲损，浸尿缸中三四日，煮食，能去风痰。（《集成》）

心气作痛：鸡子一枚打破，醋二合调匀，暖过顿服。（《肘后》）

雀卵面疱：鸡卵醋浸令坏，取出傅之。（《普济》）

妊娠时疾：令胎不伤。以鸡子七枚，纳井中令冷，取出打破吞之。（《子母秘录》）

病欲去胎：鸡子一枚，入盐三指撮，服。（张文仲方）

痈疽发背：初作，及经十日以上，肿赤焮热，日夜疼痛，百药不效者。用毈鸡子一枚，新狗屎如鸡子大，搅匀，微火熬令稀稠得所，捻作饼子，于肿头上贴之，以帛包抹。时时看视，觉饼热即易，勿令转动及歇气，经一宿定。如日多者，三日贴之，一日一易，至瘥乃止。此方秽恶，不可施之贵人。一切诸方皆不能及，但可备择而已。（《千金方》）

蛛蝎蛇伤：鸡子一个，轻敲小孔合之，立瘥。（《兵部手集》）

蠼螋尿疮：同上法。

身体发热：不拘大人、小儿。用鸡卵三枚，白蜜一合和服，立瘥。（《普济方》）

鸽

【释名】鹁鸽、飞奴。

【集解】［时珍曰］处处人家畜之，亦有野鸽。名品虽多，大要毛羽不过青、白、皂、绿、鹊斑数色。眼目有大小，黄、赤、绿色而已。赤与鸠为匹偶。

白鸽肉

【气味】咸，平，无毒。

【主治】解诸药毒，及人、马久患疥，食之立愈。（嘉祐）调精益气，治恶疮疥癣，风瘙白癜，疬疡风，炒熟酒服。虽益人，食多恐减药力。（孟诜）

【附方】

消渴饮水：不知足。用白花鸽一只，切作小片，以土苏煎，含咽。（《心镜》）

预解痘毒：每至除夜，以白鸽煮炙饲儿，仍以毛煎汤浴之，则出痘稀少。

血

【主治】解诸药、百蛊毒。（时珍，出《事林广记》）

卵

【主治】解疮毒、痘毒。（时珍）

【附方】

预解痘毒：小儿食之，永不出痘，或出亦稀。用白鸽卵一对，入竹筒封，置厕中，半月取出，以卵白和辰砂三钱，丸绿豆大。每服三十丸，三豆饮下，毒从大小便出也。（《潜江方》）

屎

【气味】辛，温，微毒。

【主治】人、马疥疮，炒研傅之。驴、马，和草饲之。（嘉祐）消肿及腹中痞块。（汪颖）消瘰疬诸疮，疗破伤风及阴毒垂死者，杀虫。（时珍）

【附方】

蛊毒腹痛：白鸽屎烧研，饮和服之。（《外台》）

冷气心痛：鸽屎烧存性，酒服一钱，即止。

项上瘰疬：左盘龙，炒研末，陈米饭和，丸梧桐子大。每服三五十丸，陈米饮下。（张子和方）

头痒生疮：白鸽屎五合，醋煮三沸，杵傅之，日三上。（《圣惠》）

头疮白秃：鸽粪研末傅之，先以醋、米泔洗净。亦可烧研掺之。（同上）

反花疮毒：初生恶肉如米粒，破之血出，肉随生，反出于外。用鹁鸽屎三两，炒黄为末。先以温浆水洗，后傅之。（《圣惠方》）

鹅掌风：鸽屎白、雄鸡屎，炒研，煎水日洗。

豕

【释名】猪、豚、豭、彘、豮。

【集解】［时珍曰］猪天下畜之，而各有不同。生青兖徐淮者耳大，生燕冀者皮厚，生梁雍者足短，生辽东者头白，生豫州者咮短，生江南者耳小（谓之江猪），生岭南者白而极肥。猪孕四月而生，在畜属水，在卦属坎，在禽应室星。

豭猪肉

【气味】酸，冷，无毒。凡猪肉：苦，微寒，有小毒。江猪肉：酸，平，有小毒。豚肉：辛，平，有小毒。

【主治】疗狂病久不愈。（《别录》）压丹石，解热毒，宜肥热人食之。（《拾遗》）补肾气虚竭。（《千金》）疗水银风，并中土坑恶气。（《日华》）

【发明】［时珍曰］按钱乙治小儿疳病麝香丸，以猪胆和丸，猪肝汤服。疳

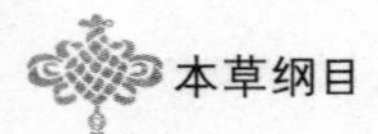

渴者，以猪肉汤或焊猪汤服。其意盖以猪属水而气寒，能去火热耶？

【附方】

风狂歌笑：行走不休。用豭猪肉一斤，煮熟切脍，和酱、醋食。或羹粥炒，任服之。（《食医心镜》）

伤损不食：凡打扑伤损，三五日水食不入口。用生猪肉二大钱，打烂，温水洗去血水，再擂烂，以阴阳汤打和。以半钱用鸡毛送入咽内，却以阴阳汤灌下之。其食虫闻香拱开瘀血而上，胸中自然开解。此乃损血凝聚心间，虫食血饱，他物虫不来探故也。谓之骗通之法。（邵氏）

打伤青肿：炙猪肉热搨之。（《千金》）

小儿重舌：取三家屠肉，切指大，摩舌上，儿立啼。（《千金方》）

小儿痘疮：猪肉煮汁洗之。（谭氏方）

漆疮作痒：宜啖猪肉，嚼穄谷涂之。（《千金》）

男女阴蚀：肥猪肉煮汁洗，不过二十斤瘥。（《千金方》）

竹刺入肉：多年熏肉，切片包裹之，即出。（《救急方》）

豭猪头肉

【气味】有毒。

【主治】寒热五癃鬼毒。（《千金》）同五味煮食，补虚乏气力，去惊痫五痔，下丹石，亦发风气。（《食疗》）

项肉

【主治】酒积，面黄腹胀。以一两切如泥，合甘遂末一钱作丸，纸裹煨香食之，酒下。当利出酒布袋也。（时珍，出《普济》）

心血

【主治】调朱砂末服，治惊痫癫疾。（吴瑞）治卒恶死，及痘疮倒靥。（时珍）

【发明】［时珍曰］古方治惊风癫痫痘疾，多用猪心血，盖以心归心，以血导血之意。用尾血者，取其动而不息也。猪为水畜，其血性寒而能解毒制阳故也。韩飞霞云：猪心血能引药入本经，实非其补。沈存中云“猪血得龙脑直入心经”，是矣。

【附方】

心病邪热：蕊珠丸：用猪心一个取血，靛花末一匙，朱砂末一两，同研，丸梧子大。每酒服二十丸。（《奇效》）

痘疮黑陷：腊月收豮猪心血，瓶盛挂风处干之。每用一钱，入龙脑少许，研匀，温酒调服。须臾红活，神效。无干血，用生血。（沈存中方）

妇人催生：开骨膏：用猪心血和乳香末，丸梧子大，朱砂为衣。面东酒

吞一丸。未下再服。（《妇人良方》）

心

【气味】甘、咸，平，无毒。

【主治】惊邪忧恚。（《别录》）虚悸气逆，妇人产后中风，血气惊恐。（思邈）补血不足，虚劣。（苏颂）五脏：主小儿惊痫，出汗。（苏恭）

【附方】

心虚嗽血：沉香末一钱，半夏七枚，入猪心中，以小便湿纸包煨熟，去半夏食之。（《证治要诀》）

产后风邪：心虚惊悸。用猪心一枚，五味，豉汁煮食之。（《心镜》）

急心疼痛：猪心一枚，每岁入胡椒一粒，同盐、酒煮食。

肚

【气味】甘，微温，无毒。

【主治】补中益气止渴，断暴痢虚弱。（《别录》）补虚损，杀劳虫。酿黄糯米蒸捣为丸，治劳气，并小儿疳蛔黄瘦病。（《日华》）主骨蒸热劳，血脉不行，补羸助气，四季宜食。（苏颂）消积聚癥瘕，治恶疮。（吴普）

【发明】[时珍曰] 猪水畜而胃属土，故方药用之补虚，以胃治胃也。

【附方】

补益虚羸：用猪肚一具，入人参五两，蜀椒一两，干姜一两半，葱白七个，粳米半升在内，密缝，煮熟食。（《千金翼》）

水泻不止：用豮猪肚一枚，入蒜煮烂捣膏，丸梧子大。每盐汤或米饮服三十丸。丁必卿云：予每日五更必水泻一次，百药不效。用此方，入平胃散末三两，丸服，遂安。（《普济》）

消渴饮水：日夜饮水数斗者。《心镜》：用雄猪肚一枚，煮取汁，入少豉，渴即饮之，肚亦可食。煮粥亦可。仲景猪肚黄连丸：治消渴。用雄猪肚一枚，入黄连末五两，栝楼根、白粱米各四两，知母三两，麦门冬二两，缝定蒸熟，捣丸如梧子大。每服三十丸，米饮下。

老人脚气：猪肚一枚，洗净切作生，以水洗，布绞干，和蒜、椒、酱、醋五味，常食。亦治热劳。（《养老方》）

温养胎气：胎至九月消息。用猪肚一枚，如常着葱、五味，煮食至尽。（《千金髓》）

肠

【气味】甘，微寒，无毒。

【主治】虚渴，小便数，补下焦虚竭。（孟诜）止小便。（《日华》）去大小肠风热，宜食之。（苏颂）润肠治燥，调血痢脏毒。（时珍）洞肠：治人洞肠挺

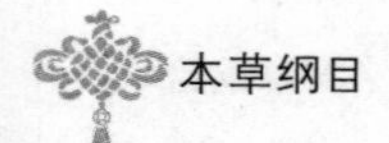

出，血多。（孙思邈）

【附方】

肠风脏毒：《救急》：用猪大肠一条，入芫荽在内，煮食。《奇效》：用猪脏，入黄连末在内，煮烂，捣丸梧子大。每米饮服三十丸。又方：猪脏入槐花末令满，缚定，以醋煮烂，捣为丸如梧桐子大。每服五十丸，温酒下。

羊

【释名】羖、羝、羯。

【集解】[时珍曰]生江南者为吴羊，头身相等而毛短。生秦晋者为夏羊，头小身大而毛长。土人二岁而剪其毛，以为毡物，谓之绵羊。广南英州一种乳羊，食仙茅，极肥，无复血肉之分，食之甚补人。诸羊皆孕四月而生。其目无神，其肠薄而萦曲。在畜属火，故易繁而性热也。在卦属兑，故外柔而内刚也。其性恶湿喜燥，食钩吻而肥，食仙茅而肪，食仙灵脾而淫，食踯躅而死。物理之宜忌，不可测也。契丹以其骨占灼，谓之羊卜，亦有一灵耶？其皮极薄，南番以书字，吴人以画采为灯。

羊肉

【气味】苦、甘，大热，无毒。

【主治】缓中，字乳余疾，及头脑大风汗出，虚劳寒冷，补中益气，安心止惊。（《别录》）止痛，利产妇。（思邈）治风眩瘦病，丈夫五劳七伤，小儿惊痫。（孟诜）开胃健力。（《日华》）

【附方】

羊肉汤：张仲景治寒劳虚羸，及产后心腹疝痛。用肥羊肉一斤，水一斗，煮汁八升，入当归五两，黄芪八两，生姜六两，煮取二升，分四服。胡洽方无黄芪，《千金方》有芍药。（《金匮要略》）

补益虚寒：用精羊肉一斤，碎白石英三两，以肉包之，外用荷叶裹定，于一石米下蒸熟，取出去石英，和葱、姜作小馄饨子。每日空腹，以冷浆水吞一百枚，甚补益。（《外台》）

壮阳益肾：用白羊肉半斤切生，以蒜、薤食之。三日一度，甚妙。（《心镜》）

五劳七伤：虚冷。用肥羊肉一腿，密盖煮烂，绞取汁服，并食肉。

脾虚吐食：羊肉半斤作生，以蒜、薤、酱、豉、五味和拌，空腹食之。（《心镜》）

虚冷反胃：羊肉去脂作生，以蒜薤空腹食之，立效。（《外台》）

壮胃健脾：羊肉三斤切，粱米二升同煮，下五味作粥食。（《饮膳正要》）

妇人无乳：用羊肉六两，獐肉八两，鼠肉五两，作臛啖之。（崔氏）

伤目青肿：羊肉煮熟，熨之。（《圣济总录》）

小儿嗜土：买市中羊肉一斤，令人以绳系，于地上拽至家，洗净，炒炙食。或煮汁亦可。（姚和众）

头上白秃：羊肉如作脯法，炙香，热搨上，不过数次瘥。（《肘后方》）

头、蹄

【气味】甘，平，无毒。

【主治】风眩瘦疾，小儿惊痫。（苏恭）脑热头眩。（《日华》）安心止惊，缓中止汗补胃，治丈夫五劳骨热。热病后宜食之，冷病人勿多食。（孟诜）疗肾虚精竭。

【附方】

老人风眩：用白羊头一具，如常治，食之。

五劳七伤：白羊头、蹄一具净治，更以稻草烧烟，熏令黄色，水煮半熟，纳胡椒、毕拨、干姜各一两，葱、豉各一升，再煮去药食。日一具，七日即愈。（《千金》）

虚寒腰痛：用羊头、蹄一具，草果四枚，桂一两，生姜半斤，哈昔泥一豆许，胡椒煮食。（《正要》）

皮

【主治】一切风，及脚中虚风，补虚劳，去毛作羹、臛食。（孟诜）湿皮卧之，散打伤青肿；干皮烧服，治蛊毒下血。（时珍）

乳

【气味】甘，温，无毒。

【主治】补寒冷虚乏。（《别录》）润心肺，治消渴。（甄权）疗虚劳，益精气，补肺、肾气，和小肠气。合脂作羹食，补肾虚，及男女中风。（张鼎）利大肠，治小儿惊痫。含之，治口疮。（《日华》）主心卒痛，可温服之。又蚰蜒入耳，灌之即化成水。（孟诜）治大人干呕及反胃，小儿哕哕及舌肿，并时时温饮之。（时珍）解蜘蛛咬毒。

【发明】[时珍曰]方土饮食，两相资之。陶说固偏，苏说亦过。丹溪言反胃人宜时时饮之，取其开胃脘、大肠之燥也。

【附方】

小儿口疮：羊乳细滤入含之，数次愈。（《小品方》）

漆疮作痒：羊乳傅之。（《千金翼》）

面黑令白：白羊乳三斤，羊胰三副，和捣。每夜洗净涂之，旦洗去。（《总录》）

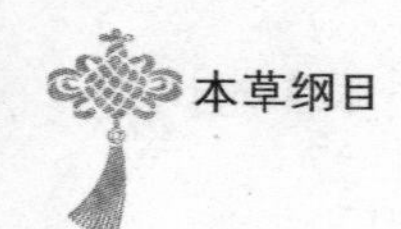

牛

【释名】[时珍曰]按许慎云：牛，件也。牛为大牲，可以件事分理也。其文象角头三、封及尾之形。

【集解】[时珍曰]牛有犊牛、水牛二种。犊牛小而水牛大。犊牛有黄、黑、赤、白、驳杂数色。水牛色青苍，大腹锐头，其状类猪，角若担矛，卫护其犊，能与虎斗，亦有白色者，郁林人谓之周留牛。即果下牛，形最卑小，《尔雅》谓之犤牛，《王会篇》谓之纨牛是也。牛齿有下无上，察其齿而知其年，三岁二齿，四岁四齿，五岁六齿，六岁以后，每年接背骨一节也。牛耳聋，其听以鼻。牛瞳竖而不横。其声曰牟，项垂曰胡，蹄肉曰衛，百叶曰膍，角胎曰鰓，鼻木曰桊，嚼草复出曰齝，腹草未化曰圣齑。牛在畜属土，在卦属坤，土缓而和，其性顺也。《造化权舆》云：乾阳为马，坤阴为牛，故马蹄圆，牛蹄坼。马病则卧，阴胜也；牛病则立，阳胜也。马起先前足，卧先后足，从阳也；牛起先后足，卧先前足，从阴也。独以乾健坤顺为说，盖知其一而已。

黄牛肉

【气味】甘，温，无毒。

【主治】安中益气，养脾胃。(《别录》)补益腰脚，止消渴及唾涎。(孙思邈)

【附方】

腹中痞积：牛肉四两切片，以风化石灰一钱擦上，蒸熟食。常食痞积自下。(《经验秘方》)

腹中癖积：黄牛肉一斤，恒山三钱，同煮熟。食肉饮汁，癖必自消，甚效。(笔峰《杂兴》)

牛皮风癣：每五更炙牛肉一片食，以酒调轻粉敷之。(《直指方》)

水牛肉

【气味】甘，平，无毒。

【主治】消渴，止啘泄，安中益气，养脾胃。(《别录》)补虚壮健，强筋骨，消水肿，除湿气。(藏器)

【附方】

水肿尿涩：牛肉一斤熟蒸，以姜、醋空心食之。(《心镜》)

手足肿痛：伤寒时气，毒攻手足，肿痛欲断。生牛肉裹之，肿消痛止。(《范汪方》)

白虎风痛：寒热发歇，骨节微肿。用水牛肉脯一两（炙黄），燕窠土、伏龙肝、飞罗面各二两，砒黄一钱，为末。每以少许，新汲水和，作弹丸大，于

痛处摩之。痛止，即取药抛于热油铛中。（《圣惠》）

皮

【主治】水气浮肿、小便涩少。以皮蒸熟，切入豉汁食之。（《心镜》）熬胶最良。（详阿胶）

乳

【气味】甘，微寒，无毒。

【主治】补虚羸，止渴。（《别录》）养心肺，解热毒，润皮肤。（《日华》）冷补，下热气。和酥煎沸食，去冷气痃癖。（藏器）患热风人宜食之。（孟诜）老人煮食有益。入姜、葱，止小儿吐乳，补劳。（思邈）治反胃热哕，补益劳损，润大肠，治气痢，除疸黄，老人煮粥甚宜。（时珍）

【发明】［时珍曰］乳煎荜茇，治气痢有效。盖一寒一热，能和阴阳耳。按《独异志》云：唐太宗苦气痢，众医不效，下诏访问。金吾长张宝藏曾困此疾，即具疏以乳煎荜茇方上，服之立愈。宣下宰臣与五品官。魏徵难之，逾月不拟。上疾复发，复进之又平。因问左右曰：进方人有功，未见除授何也？徵惧曰：未知文武二吏。上怒曰：治得宰相，不妨授三品，我岂不及汝耶？即命与三品文官，授鸿胪寺卿。其方用牛乳半斤，荜茇三钱，同煎减半，空腹顿服。

【附方】

风热毒气：煎过牛乳一升，生牛乳一升，和匀。空腹服之，日三服。（《千金方》）

病后虚弱：取七岁以下、五岁以上黄牛乳一升，水四升，煎取一升，稍稍饮，至十日止。（《外台方》）

补益劳损：《千金翼》：崔尚书方：钟乳粉三两，袋盛，以牛乳一升，煎减三分之一，去袋饮乳，日三。又方：白石英末三斤，与十岁以上生犊牸牛食，每日与一两和黑豆。七日取牛乳，或热服一升，或作粥食。其粪以种菜食。百无所忌，能润脏腑，泽肌肉，令人壮健。

肉人怪病：人顶生疮五色，如樱桃状，破则自顶分裂，连皮剥脱至足，名曰肉人。常饮牛乳自消。（夏子益《奇疾方》）

重舌出涎：特牛乳饮之。（《圣惠》）

蚰蜒入耳：牛乳少少滴入即出。若入腹者，饮一二升即化为水。（《圣惠方》）

蜘蛛疮毒：牛乳饮之良。（《生生编》）

血

【气味】咸，平，无毒。

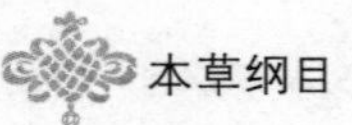

【主治】解毒利肠，治金疮折伤垂死，又下水蛭。煮拌醋食，治血痢便血。（时珍）

【发明】[时珍曰] 按：《元史》云：布智儿从太祖征回回，身中数矢，血流满体，闷仆几绝。太祖命取一牛剖其腹，纳之牛腹中，浸热血中，移时遂苏。又云：李庭从伯颜攻郢州，炮伤左胁，矢贯于胸，几绝。伯颜命剖水牛腹纳其中，良久而苏。何孟春云：予在职方时，问各边将无知此术者，非读《元史》弗知也。故书于此，以备缓急。

【附方】

误吞水蛭：肠痛黄瘦。牛血热饮一二升，次早化猪脂一升饮之，即下出也。（《肘后》）

马

【释名】[时珍曰] 按：许慎云：马，武也。其字象头、髦、尾、足之形。牡马曰骘（音质），曰儿；牝马曰骆，曰騍，曰草。去势曰骟。一岁曰馵（音弦），二岁曰驹，三岁曰駣（音桃），八岁曰馱（音八）。名色甚多，详见《尔雅》及《说文》。《梵书》谓马为阿湿婆。

【集解】[时珍曰]《别录》以云中马为良。云中，今大同府也。大抵马以西北方者为胜，东南者劣弱不及。马应月，故十二月而生。其年以齿别之。在畜属火，在辰属午。或云：在卦属乾，属金。马之眼光照人全身者，其齿最少；光愈近，齿愈大。马食杜衡善走，食稻则足重，食鼠屎则腹胀，食鸡粪则生骨眼。以僵蚕、乌梅拭牙则不食，得桑叶乃解。挂鼠狼皮于槽亦不食。遇海马骨则不行。以猪槽饲马，石灰泥马槽，马汗着门，并令马落驹。系猕猴于厩，辟马病。皆物理当然耳。

肉

【气味】辛、苦，冷，有毒。

【主治】伤中，除热下气，长筋骨，强腰脊，壮健，强志轻身，不饥。作脯，治寒热痿痹。（《别录》）煮汁，洗头疮白秃。（时珍，出《圣惠》）

【附方】

豌豆疮毒：马肉煮清汁，洗之。（《兵部手集》）

乳

【气味】甘，冷，无毒。

【主治】止渴。（《别录》）治热。作酪，性温，饮之消肉。（苏恭）

心

【主治】喜忘。（《别录》）

鬐毛

【气味】有毒。

【主治】小儿惊痫，女子崩中赤白。（《别录》）烧灰服止血，涂恶疮。（《日华》）

尾

【主治】女人崩中，小儿客忤。（时珍）

【发明】［时珍曰］马尾，《济生方》治崩中，十灰散中用之。又《延寿书》云：剧牙用马尾，令齿疏损。近人多用烧灰揩拭，最腐齿龈。不可不知。

【附方】

小儿客忤：小儿中马毒客忤。烧马尾烟于前，每日熏之，瘥乃止。（《圣惠方》）

腹内蛇瘕：白马尾切，酒服。初服长五分一匕，大者自出；次服三分者一匕，中者亦出；更服二分者一匕，小者复出。不可顿服，杀人。（《千金方》）

血

【气味】有大毒。

汗

【气味】有大毒。

【附方】

黥刺雕青：以白马汗搽上，再以汗调水蛭末涂之。（子和）

饮酒欲断：刮马汗，和酒服之。（《千金》）

驴

【释名】［时珍曰］驴，胪也。胪，腹前也。马力在膊，驴力在胪也。

【集解】［时珍曰］驴，长颊广额，磔耳修尾，夜鸣应更，性善驮负，有褐、黑、白三色，入药以黑者为良。女直、辽东出野驴，似驴而色驳，鬃尾长，骨骼大，食之功与驴同。西土出山驴，有角如羚羊，详羚羊下。东海岛中出海驴，能入水不濡。又有海马、海牛、海猪、海獾等物，其皮皆供用。

肉

【气味】甘，凉，无毒。

【主治】解心烦，止风狂。酿酒，治一切风。（《日华》）主风狂，忧愁不乐，能安心气。同五味煮食，或以汁作粥食。（孟诜）补血益气，治远年劳损，煮汁空心饮。疗痔引虫。（时珍）野驴肉功同。（《正要》）

头肉

【主治】煮汁，服二三升，治多年消渴，无不瘥者。又以渍麹酝酒服，去大风

动摇不休者。（孟诜）亦洗头风风屑。（《日华》）同姜齑煮汁日服，治黄疸百药不治者。（时珍，出张文仲方）

乳

【气味】甘，冷利，无毒。

【主治】小儿热急黄等。多服使利。（《唐本》）疗大热，止消渴。（孙思邈）小儿热，急惊邪赤痢。（萧炳）小儿痫疾，客忤天吊风疾。（《日华》）卒心痛绞结连腰脐者，热服三升。（孟诜）蜘蛛咬疮，器盛浸之。蚰蜒及飞虫入耳，滴之当化成水。（藏器）频热饮之，治气郁，解小儿热毒，不生痘疹。浸黄连取汁，点风热赤眼。（时珍，出《千金》诸方）

【附方】

小儿口噤：驴乳、猪乳各一升，煎一升五合，服如杏仁许，三四服瘥。（《千金》）

阴茎

【气味】甘，温，无毒。

【主治】强阴壮筋。（时珍）

驹衣

【主治】断酒。煅研，酒服方寸匕。（《外台》）

皮

【主治】煎胶食之，治一切风毒，骨节痛，呻吟不止。和酒服更良。其生皮，覆疟疾人良。（孟诜）煎胶食，主鼻洪吐血，肠风血痢，崩中带下。（《日华》）详见阿胶。

【附方】

中风㖞僻：骨疼烦躁者。用乌驴皮焊毛，如常治净蒸熟，入豉汁中，和五味煮食。（《心镜》）

毛

【主治】头中一切风病，用一斤炒黄，投一斗酒中，渍三日。空心细饮令醉，暖卧取汗。明日更饮如前。忌陈仓米、麦面。（孟诜）

【附方】

小儿客忤：剪驴膊上旋毛一弹子大，以乳汁煎饮。（《外台》）

襁褓中风：取驴背前交脊中毛一拇指大，入麝香豆许，以乳汁和，铜器中慢炒为末。乳汁和，灌之。（《千金》）

驼

【释名】橐驼、骆驼。

【集解】[时珍曰]驼状如马，其头似羊，长项垂耳，脚有三节，背有两肉峰如鞍形，有苍、褐、黄、紫数色，其声曰曷，其性耐寒恶热，故复至褪毛至尽，毛可为氍。其粪烟亦直上如野狼烟。其力能负重，可至千斤，日行二三百里。又能知泉源水脉风候。凡伏流人所不知，驼以足踏处即得之。流沙夏多热风，行旅遇入即死，风将至驼必聚鸣，埋口鼻于沙中，人以为验也。其卧而腹不着地，屈足露明者名明驼，最能远行。于阗有风脚驼，其疾如风，日行千里。土番有独峰驼。《西域传》云：大月氏出一封驼，脊上有峰起若封土，故俗呼为封牛，亦曰犏牛。《穆天子传》谓之牥牛，《尔雅》谓之犦牛，岭南徐闻县及海康皆出之。《南史》云“滑国有两脚驼”，诸家所未闻也。

驼脂

【气味】甘，温，无毒。

【主治】顽痹风瘙，恶疮毒肿死肌，筋皮挛缩，踠损筋骨。火炙摩之，取热气透肉。亦和米粉作煎饼食之，疗痔。（《开宝》）治一切风疾，皮肤痹急，及恶疮肿毒，漏烂，并和药傅之。（大明）主虚劳风，有冷积者，以烧酒调服之。（《正要》）

肉

【气味】甘，温，无毒。

【主治】诸风下气，壮筋骨，润肌肤，主恶疮。（大明）

乳

【气味】甘，温，无毒。

【主治】补中益气，壮筋骨，令人不饥。（《正要》）

黄

【气味】苦，平，微毒。

【主治】风热惊疾。（时珍）

【发明】[时珍曰]骆驼黄，似牛黄而不香。戎人以乱牛黄，而功不及之。

毛

【主治】妇人赤白带下，最良。（苏恭）颔毛：疗痔，烧灰，酒服方寸匕。（时珍，出崔行功《纂要》）

【附方】

阴上疳疮：驼绒烧灰，水澄过，入炒黄丹等分为末，搽之即效。（龚氏经验方）

酪

【释名】湩。

【集解】[时珍曰]酪湩，北人多造之。水牛、犊牛、犎牛、羊、马、驼之乳，皆可作之。入药以牛酪为胜，盖牛乳亦多尔。按：《臞仙神隐》云：造法：用乳半杓，锅内炒过，入余乳熬数十沸，常以杓纵横搅之，乃倾出罐盛。待冷，掠取浮皮以为酥。入旧酪少许，纸封放之，即成矣。又干酪法：以酪晒结，掠去浮皮再晒，至皮尽，却入釜中炒少时，器盛曝令可作块，收用。

【气味】甘、酸，寒，无毒。

【主治】热毒，止渴，解散发利，除胸中虚热，身面上热疮、肌疮。（《唐本》）止烦渴热闷，心膈热痛。（《日华》）润燥利肠，摩肿，生精血，补虚损，壮颜色。（时珍）

【发明】[时珍曰]按：戴原礼云：乳酪，血液之属，血燥所宜也。

【附方】

蚰蜓入耳：华佗方：用牛酪灌入即出。若入腹，则饮二升，即化为黄水。（《广利方》）

马出黑汗：水化干酪灌之。（藏器）

阿胶

【释名】傅致胶。

【集解】[时珍曰]凡造诸胶，自十月至二三月间，用牂牛、水牛、驴皮者为上，猪、马、骡、驼皮者次之，其旧皮、鞋、履等物者为下。俱取生皮，水浸四五日，洗刮极净。熬煮，时时搅之，恒添水。至烂，滤汁再熬成胶，倾盆内待凝，近盆底者名坌胶，煎胶水以咸苦者为妙。大抵古方所用多是牛皮，后世乃贵驴皮。若伪者皆杂以马皮、旧革、鞍、靴之类，其气浊臭，不堪入药。当以黄透如琥珀色，或光黑如瑿漆者为真。真者不作皮臭，夏日亦不湿软。

【气味】甘，平，无毒。

【主治】心腹内崩，劳极洒洒。如疟状，腰腹痛，四肢酸痛，女子下血，安胎。久服，轻身益气。（《本经》）丈夫小腹痛，虚劳羸瘦，阴气不足，脚酸不能久立，养肝气。（《别录》）坚筋骨，益气止痢。（《药性》）疗吐血衄血，血淋尿血，肠风下痢。女人血痛血枯，经水不调，无子，崩中带下，胎前产后诸疾。男女一切风病，骨节疼痛，水气浮肿，虚劳咳嗽喘急，肺痿唾脓血，及痈疽肿毒。和血滋阴，除风润燥，化痰清肺，利小便，调大肠，圣药也。（时珍）

【附方】

摊缓偏风：治摊缓风及诸风，手脚不遂，腰脚无力者。驴皮胶微炙熟。先煮葱豉粥一升，别贮。又以水一升，煮香豉二合，去滓入胶，更煮七沸，胶

烊如饧，顿服之。及暖，吃葱豉粥。如此三四剂即止。若冷吃粥，令人呕逆。（《广济方》）

月水不调：阿胶一钱，蛤粉炒成珠，研末，热酒服即安。一方入辰砂末半钱。

月水不止：阿胶炒焦为末，酒服二钱。（《秘韫》）

妊娠尿血：阿胶炒黄为末，食前粥饮下二钱。（《圣惠》）

妊娠血痢：阿胶二两，酒一升半，煮一升，顿服。（《杨氏产乳》）

妊娠下血：不止。阿胶三两炙为末，酒一升半煎化，一服即愈。又方：用阿胶末二两，生地黄半斤捣汁，入清酒三升，绞汁分三服。（《梅师方》）

牛黄

【释名】丑宝。

【集解】［普曰］牛死则黄入胆中，如鸡子黄也。［弘景曰］旧云神牛出入鸣吼者有之，夜视有光走入牛角中，以盆水承而吐之，即堕落水中。今人多就胆中得之。一子大如鸡子黄，相重叠。药中之贵，莫复过此。一子及三二分，好者值五六千至一万也。多出梁州、益州。

【气味】苦，平，有小毒。

【主治】惊痫寒热，热盛狂痓，除邪逐鬼。（《本经》）疗小儿百病，诸痫热，口不开，大人狂癫，又堕胎。久服，轻身增年，令人不忘。（《别录》）主中风失音口噤，妇人血噤惊悸，天行时疾，健忘虚乏。（《日华》）安魂定魄，辟邪魅，卒中恶，小儿夜啼。（甄权）益肝胆，定精神，除热，止惊痫，辟恶气，除百病。（思邈）清心化热，利痰凉惊。（宁源）痘疮紫色，发狂谵语者可用。（时珍，出王氏方）

【附方】

初生三日：去惊邪，辟恶气。以牛黄一豆许，以赤蜜如酸枣许，研匀，绵蘸令儿吮之，一日令尽。（姚和众方）

七日口噤：牛黄为末，以淡竹沥化一字，灌之。更以猪乳滴之。（《圣惠方》）

初生胎热：或身体黄者。以真牛黄一豆大，入蜜调膏，乳汁化开，时时滴儿口中。形色不实者，勿多服。（《钱氏小儿方》）

惊痫嚼舌：迷闷仰目。牛黄一豆许研，和蜜水灌之。（《广利方》）

小儿惊候：小儿积热毛焦，睡中狂语，欲发惊者。牛黄六分，朱砂五钱，同研。以犀角磨汁，调服一钱。（《总微论》）

诸鸟有毒

凡鸟自死目不闭，自死足不伸，白鸟玄首，玄鸟白首，三足，四距，六指，四翼，异形异色，并不可食，食之杀人。

诸肉有毒

牛独肝、黑牛白头、牛马生疔死、羊独角、黑羊白头、白羊黑头、猪羊心肝有孔、马生角、马鞍下黑肉、马肝、马无夜眼、白马黑头、白马青蹄、猘犬肉、犬有悬蹄、六畜自死首北向、六畜自死口不闭、六畜疫病疮疥死、诸畜带龙形、诸畜肉中有米星、鹿白臆、鹿文如豹、兽歧尾、兽并头、诸兽赤足、禽兽肝青、诸兽中毒箭死、脯沾屋漏、脯曝不燥、米瓮中肉脯、六畜肉热血不断、祭肉自动、诸肉经宿未煮、六畜五脏着草自动、六畜肉得咸酢不变色、生肉不敛水、肉煮不熟、肉煮熟不敛水、六畜肉堕地不沾尘、肉落水浮、肉汁器盛闭气、六畜肉与犬犬不食者、乳酪煎脍。

已上并不可食，杀人病人，令人生痈肿疔毒。

诸心损心、诸肝损肝、六畜脾一生不可食、诸脑损阳滑精、诸血损血败阳、诸脂燃灯损目、经夏臭脯，痿人阴成水病、鱼馁肉败、本生命肉令人神魂不安、春不食肝、夏不食心、秋不食肺、冬不食肾、四季不食脾。

解诸肉毒

［中六畜肉毒］六畜干屎末，伏龙肝末，黄檗末，赤小豆烧末，东壁土末，白扁豆，并水服。饮人乳汁。头垢一钱，水服，起死人。豆豉汁服。

［马肉毒］芦根汁。甘草汁。嚼杏仁。饮美酒。

［马肝毒］猪骨灰，狗屎灰，牡鼠屎，人头垢，豆豉，并水服。

［牛马生疔］泽兰根擂水。生菖蒲擂酒。甘菊根擂水。猪牙灰，水服。甘草煎汤服，取汗。

［牛肉毒］猪脂化汤饮。猪牙灰，水服。甘草汤。

［独肝牛毒］人乳服之。

［狗肉毒］杏仁研水服。

［羊肉毒］甘草煎水服。

［猪肉毒］杏仁研汁。朴消煎汁。猪屎绞汁。猪骨灰调水。韭菜汁。大黄汤。

［药箭肉毒］大豆煎汁。盐汤。

［诸肉过伤］本畜骨灰水服。芫荽煎汁。生韭汁。

［食肉不消］还饮本汁即消。食本兽脑亦消。